TABLE ALPHABÉTIQUE
DES OBSERVATIONS.

NOTICE

SUR L'ÉMULSION

DE

COALTAR SAPONINÉ

DÉSINFECTANT ÉNERGIQUE

CICATRISANT LES PLAIES

INVENTÉE PAR

Ferd. LE BEUF,

Pharmacien de 1re classe.

> La SAPONINE deviendra, j'en suis convaincu, un précieux agent thérapeutique. BOUCHARDAT.
>
> *Annuaire de 1852*, page 115.

BAYONNE,

Imprimerie de veuve LAMAIGNÈRE, rue Chegaray, 39.

1865.

NOTICE

SUR L'ÉMULSION

DE

COALTAR SAPONINÉ

NOTICE

SUR L'ÉMULSION

DE

COALTAR SAPONINÉ

DÉSINFECTANT ÉNERGIQUE

CICATRISANT LES PLAIES

INVENTÉE PAR

Ferd. LE BEUF,

Pharmacien de 1re classe.

La SAPONINE deviendra, j'en suis convaincu, un précieux agent thérapeutique. BOUCHARDAT.

Annuaire de 1852, page 115.

BAYONNE,

Imprimerie de veuve LAMAIGNÈRE, rue Chegaray, 39.

—

1865.

LISTE ALPHABÉTIQUE

DES MÉDECINS

AUTEURS DES OBSERVATIONS.

NOTICE

SUR

L'ÉMULSION DE COALTAR SAPONINÉ.

La SAPONINE, principe végétal neutre, permet de diviser à l'infini, et d'émulsionner dans l'eau, les résines, *les goudrons*, les baumes, les huiles volatiles, et un grand nombre d'autres matières solubles dans l'alcool et insolubles dans l'eau : nous avons, le premier, signalé ces remarquables propriétés, dans un mémoire lu à l'Académie des Sciences, le 4 novembre 1850.

Nous avons été assez heureux pour trouver dans cette substance savonneuse, un précieux agent thérapeutique, et nous l'avons fait servir à la préparation de divers médicaments, parmi lesquels nous devons mettre en première ligne l'EMULSION DE COALTAR SAPONINÉ.

Notre ami le docteur Jules LEMAIRE voulut bien accepter la tâche d'étudier les propriétés désinfectantes de ce nouveau remède, et nous le priâmes de donner à notre formule la publicité qu'elle semblait mériter.

En conséquence, il transmit en son nom et au nôtre, à l'Académie Impériale de Médecine, le 8 septembre 1859, les formules et le mode de préparation du COALTAR SAPONINÉ, sous ce titre : *Note sur les propriétés de la* TEINTURE ALCOOLIQUE DE SAPONINE *comme intermède pour émulsionner les substances insolubles dans l'eau et solubles dans l'alcool, et sur l'*EMULSION DE COALTAR SAPONINÉ *pour panser les plaies gangréneuses et autres de mauvaise nature.* Le docteur LEMAIRE adressa le 29 septembre à l'Académie une seconde note plus explicite.

L'illustre et regrettable docteur Pierre GRATIOLET nous fit l'honneur de communiquer à la Société Philomathique cette note enrichie de ses propres observations et de nouvelles expériences, à la date du 10 mars 1860.

Le docteur LEMAIRE présenta le 25 mai suivant, à la Société des Sciences Médicales, les résultats d'une nouvelle série de recherches ; et, le 25 juin, il lut à l'Institut de France (Académie des Sciences), un résumé de son mémoire sur le COALTAR SAPONINÉ. Ces nombreux travaux ont éclairé l'usage des diverses préparations du COALTAR et de ses dérivés et ont contribué à assigner au COALTAR SAPONINÉ et à l'ACIDE PHÉNIQUE le rôle qu'ils sont destinés à remplir dans la médecine, dans l'économie domestique et dans les arts qui se rattachent à l'hygiène et à la salubrité publique.

Les expériences qui ont eu lieu depuis cette époque

dans les hôpitaux de Paris, de Montpellier, de Rochefort, à l'Ecole Vétérinaire d'Alfort, en Espagne et en Belgique, ont confirmé l'importance des succès obtenus avec le secours de ce topique et ont agrandi le champ de ses applications thérapeutiques.

La commission des médicaments et remèdes nouveaux attachée à l'administration de l'assistance publique, donna un avis favorable à l'emploi du COALTAR SAPONINÉ, et le 25 avril 1862, il fut admis dans les hôpitaux et hospices civils de la ville de Paris.

Usages de l'Émulsion-Mère

DE

COALTAR SAPONINÉ AU CINQUIÈME.

L'EMULSION DE COALTAR au cinquième, a écrit le docteur Jules LMAIRE, se mélange avec tous les produits de sécretions morbides, pénètre les tissus et permet au coaltar d'agir avec toute sa puissance : la SAPONINE et l'alcool y ajoutent leurs propriétés. Par la SAPONINE, les tissus vivants sont nettoyés et détergés avec une innocente énergie ; par les principes actifs du goudron, elle désinfecte instantanément les sécretions les plus fétides des muqueuses enflammées et des surfaces suppurantes ; enfin elle exerce, sur les tissus malades, une action médicatrice puissante, ramène les sécretions dans les limites de l'état normal, et aide grandement au travail réparateur des plaies. Dans un cas, la formation du pus a été arrêtée et reproduite à volonté, en cessant ou en continuant l'application de l'émulsion.

Le mode d'emploi est aussi simple et aussi facile que celui de l'eau : c'est au médecin à juger si une lotion, une injection, etc., sont nécessaires : la plaie nettoyée avec ce liquide est recouverte d'un gros plumasseau de charpie imbibée d'émulsion : un ou deux pansements sont faits dans les vingt-quatre heures.

L'application de l'Emulsion de Coaltar Saponiné au cinquième, sur des plaies récentes, produit une légère cuisson passagère, à laquelle succède du soulagement dans la blessure. Les plaies conservent un aspect vermeil ; elles se recouvrent d'un liquide semi-transparent, adhésif, et la cicatrisation se fait d'une manière régulière. Le mode de pansement consiste, ainsi que nous le disons plus haut, dans une application de charpie, imbibée d'Emulsion de Coatlar. Cette charpie pourra être arrosée le soir sans enlever l'appareil ; il serait difficile d'avoir un mode de pansement plus simple.

Ces résultats, qui permettent aux chirurgiens de placer les blessés et leurs opérés dans des conditions nouvelles très-avantageuses, puisqu'on peut arrêter la formation du pus, ont des conséquences non moins importantes pour la salubrité des salles d'hôpital ou d'ambulance.

Un savant chirurgien en chef de la marine impériale a écrit à ce sujet :

« Depuis que j'emploie la préparation de M. Le Beuf, « je n'ai pas eu le regret d'observer dans mes salles un « seul cas de pyohémie. N'y aurait-il ici qu'une simple « coïncidence ? la chose serait certainement possible ; « cependant, ne serait-il pas permis, jusqu'à un certain « point, d'admettre qu'en s'opposant très-efficacement à « la décomposition putride des éléments du pus, cet « agent nouveau constitue un des moyens prophylacti- « ques les plus sûrs, contre les funestes effets de la « résorption des produits contaminés des solutions de « continuité ? Quoi qu'il en soit de cette hypothèse, « que de nouvelles et plus nombreuses expériences « pourraient confirmer, il n'en demeure pas moins « avéré pour moi que le COALTAR SAPONINÉ, au « point de vue plus restreint sans doute, mais bien « important encore de son action purement locale, laisse « bien loin derrière lui les divers agents antiseptiques « connus jusqu'ici et que cette action détersive si incon- « testable, possède en outre l'avantage inappréciable, « dans quelques cas, de s'exercer sans causer la moin- « dre irritation sur les surfaces, même enflammées, « avec lesquelles il est mis en contact ; il est à peine « nécessaire de rappeler à ce propos, que cette action « irritante n'est pas toujours sans inconvénients, lorsque « l'on fait usage des chlorures alcalins, par exemple, et « même après l'application de la teinture d'iode, dont

« les propriétés modificatrices ne se maintiennent pas « toujours dans les limites favorables à une utile subs- « titution. »

Les effets immédiats observés par le docteur Jules Lemaire, sont les suivants :

1° Désinfection de la plaie ;

2° La plaie prend un aspect rosé ; ce résultat est si prompt, dans certains cas, que l'on peut le comparer à l'action d'un acide sur le papier de tournesol.

3° Les enduits pultacés et les lambeaux mortifiés se détachent avec plus de facilité qu'avec les moyens ordinaires de pansement.

4° Ce n'est que par exception que l'Emulsion, même au cinquième, détermine de la douleur : dans la majorité des cas, les malades ont plutôt éprouvé du bien-être immédiatement après son emploi.

Lorsque cette action exceptionnelle se présentera, on pourra l'atténuer et même la faire disparaître, en ajoutant de l'eau à ce médicament.

Le siége et la nature des lésions, ainsi que la plus ou moins grande susceptibilité des organes, exigent, dans bien des circonstances, que l'Emulsion au cinquième soit additionnée d'eau, afin de la mitiger et de régler son action dans la mesure favorable à la guérison du malade.

Notre Emulsion-Mère au cinquième sera le point de départ des atténuations ; en mêlant un volume de cette Emulsion avec un volume égal d'eau pure, on obtiendra l'Emulsion au dixième : en l'additionnant de deux, trois ou quatre volumes d'eau, l'on arrivera aux EMULSIONS au quinzième, au vingtième, au vingt-cinquième.

Chacun de nos flacons étant de la contenance d'un cinquième de litre, si l'on verse son contenu dans une bouteille de litre et qu'on la remplisse d'eau pure, on obtiendra un litre d'EMULSION au vingt-cinquième ; en partageant le contenu du flacon dans deux bouteilles de litre, chacune de ces bouteilles contiendra un décilitre d'EMULSION qui, en se mêlant aux neuf décilitres d'eau nécessaires pour la remplir, réduira chaque litre d'EMULSION au cinquantième.

Pansement des Plaies.

Le traitement des plaies et leur pansement ont été effectués de diverses manières : on a employé les EMULSIONS DE COALTAR à différents degrés, soit seules, soit de concert avec le CÉRAT DE GALIEN ou le CÉRAT AU COALTAR : on commence par laver la plaie avec l'EMULSION DE COALTAR, au degré jugé nécessaire par le médecin, on la recouvre de forts plumasseaux de charpie imbibés de cette EMULSION, que l'on maintient sur la partie blessée, suivant la méthode ordinaire.

Au lieu de renouveler le pansement une seconde fois, chaque jour, le médecin fait humecter de temps en temps avec l'EMULSION les linges qui recouvrent la plaie, sans les déranger, de manière à les tenir constamment humides : on peut également se servir d'éponges au lieu de plumasseaux de charpie.

Nous ferons observer que l'EMULSION DE COALTAR SAPONINÉ ne salit et n'altère en aucune façon, ni les éponges, ni le linge destinés aux pansements, et qu'aucune substance n'est aussi favorable à la propreté des malades et à l'assainissement des salles d'infirmerie.

Quelques médecins emploient aussi, dans les pansements, le CÉRAT DE COALTAR au moyen d'un linge fenétré qui en est garni, et au-dessus duquel on pose des plumasseaux de charpie, imbibés d'EMULSION. Le CÉRAT AU COALTAR se prépare comme le CÉRAT DE GALIEN, en remplaçant l'EAU DE ROSES par égale quantité d'EMULSION-MÈRE DE COALTAR SAPONINÉ au cinquième.

L'EMULSION-MÈRE au cinquième est principalement destinée au traitement des plaies gangréneuses, de la gangrène sénile, de la pourriture d'hôpital, enfin des plaies infectes et de mauvaise nature. L'EMULSION au dixième suffit pour le traitement des plaies simples, des blessures et des coups de feu.

Lorsque l'EMULSION au cinquième a fait disparaître l'odeur fétide et a rétabli la couleur normale des tissus, le médecin juge quelquefois nécessaire de remplacer l'EMULSION-MÈRE par les EMULSIONS atténuées et réduites au dixième, au quinzième, au vingtième ou au vingt-cinquième, qu'il emploie tantôt seules, tantôt concurremment avec le CÉRAT DE COALTAR SAPONINÉ.

Le docteur Jules LEMAIRE (*), dans ses écrits sur le

(*) *Du COALTAR SAPONINÉ, désinfectant énergique*

COALTAR SAPONINÉ et sur l'Acide Phénique, a rapporté, avec ses propres observations, les applications qui en ont été faites dans les hôpitaux par plusieurs de ses savants confrères.

Nous allons donner un résumé des usages variés qui ont été faits des EMULSIONS à différents degrés, dans les nombreuses affections que le COALTAR SAPONINÉ est appelé à guérir ou à soulager.

arrêtant les fermentations. De ses applications à l'hygiène, à la thérapeutique et à l'histoire naturelle, par Jules LEMAIRE, docteur-médecin. — In-8°, Paris, librairie de Germer-Baillière, 1860.

NOUVELLES OBSERVATIONS sur les applications du COALTAR SAPONINÉ à la thérapeutique, suivies de réflexions sur l'Emulsion de Coaltar préparée avec le savon, par le docteur Jules LEMAIRE. — Extrait du *Moniteur des Sciences Médicales et Pharmaceutiques* du 21 mai et des 10, 22 et 27 août 1861. — In-8°, Paris, Germer-Baillière, libraire, 17, rue de l'Ecole-de-Médecine.

De l'ACIDE PHÉNIQUE, de son action sur les végétaux, les animaux, les ferments, les venins, les miasmes, et de ses applications à l'industrie, à l'hygiène, aux sciences anatomiques et à la thérapeutique, par le docteur Jules LEMAIRE, chevalier de l'ordre d'Isabelle-la-Catholique, membre de la Société des sciences médicales de Paris, de la Société médico-chirurgicale, de la Société d'émulation pour les sciences pharmaceutiques. — Paris, librairie de Germer-Baillière, 17, rue de l'Ecole-de-Médecine, 1863.

OBSERVATIONS

SUR LES

APPLICATIONS DU COALTAR SAPONINÉ.

ÉMULSION-MÈRE AU CINQUIÈME.

OBS. 1. — *AFFECTION GANGRÉNEUSE de l'utérus*, observation communiquée par M. Adolphe RICHARD, professeur agrégé à la Faculté de Médecine de Paris. — ÉMULSION DE COALTAR SAPONINÉ au cinquième.

Une paysanne mariée, des environs de Cosne (Nièvre), fut adressée à M. le docteur Ad. Richard par M. Moineau, médecin à Cosne. Elle entre à l'hôpital de l'Ourcine au mois de juin 1861. Cette pauvre femme était en proie à la plus horrible infection. Pâleur extrême, affaiblissement complet, diarrhée, impossibilité absolue de rien manger. Elle répandait une odeur de pourriture qui la forçait de se séquestrer. Cela provenait d'un écoulement incessant entretenu par une grosse masse de houppes muqueuses gangrénées qui remplissait toute la cavité utérine.

Cette affection, que je n'ai jamais vue, était d'une nature telle, que tous les agents destructifs possibles, excision, fer rouge éteint plus de dix fois sur la masse, pâtes caustiques, etc., furent impuissants à faire diminuer le volume de la tumeur. Renonçant à l'espoir d'arriver à une vraie guérison, il fallut se contènter de palliatifs, et le plus pressé était de combattre l'infection putride qui ne pouvait plus laisser longtemps vivre cette malheureuse.

Des injections furent faites trois ou quatre fois par jour avec l'EMULSION DE COALTAR SAPONINÉ au cinquième. L'odeur disparut presque entièrement. L'appétit revint, ainsi que les forces et le sommeil. Ce résultat m'autorise à dire que le COALTAR SAPONINÉ me paraît le plus puissant des désinfectants.

Réflexions. — Comme on vient de le voir, cette malheureuse était obligée de se séquestrer tant elle était un objet de dégoût pour ceux qui l'approchaient ; de plus, sa vie était très-sérieusement menacée par l'infection générale des liquides de l'économie. Tous les moyens employés avaient été impuissants pour la soulager. Le COALTAR SAPONINÉ est appliqué. L'odeur infecte disparaît comme par enchantement, et cette malade, à partir de ce moment, revient à la santé ! — Dr LEMAIRE.

OBS. 2. — *BALANO-POSTHITE simple.*

Quelques lotions avec l'EMULSION-MÈRE ont suffi pour obtenir la guérison. — Docteur CLERC.

OBS. 3. — *BRULURE par l'acide sulfurique. — Accidents graves rapidement conjurés par l'emploi du* COALTAR SAPONINÉ; communiquée par le docteur COURSSERAND.

Le jeune G..., âgé de huit ans, brisa, en jouant avec ses camarades, une bouteille contenant de l'acide sulfurique. Le front, les paupières, surtout la supérieure de l'œil gauche, les ailes du nez, l'angle interne des paupières et les parties latérales du cou furent principalement atteintes par le liquide caustique.

Des embrocations avec un liniment sédatif furent, en premier lieu, mises en usage par M. Collongues, docteur ordinaire de la famille. Quarante-huit heures plus tard, elles furent remplacées par l'amidon en poudre, dont on saupoudrait matin et soir les parties malades. Au bout de quelques jours, le front, la face et les parties latérales du cou disparurent sous un masque croûteux assez comparable, quant à l'aspect, à l'eczéma impetiginodès. Ce pansement resta en place pendant trois semaines environ; mais quelques traînées de pus se montrèrent au travers de quelques points de ce masque amidonné; le derme fut enlevé et laissa voir une plaie rosée, peu granulée, et dont la surface dépassait à peine le niveau des parties limitantes restées saines.

A partir de ce moment, le pansement par occlusion fut remplacé par des applications de linge cératé, renouvelées matin et soir. Mais dès ce moment, et en quarante-huit heures, les plaies devinrent le siége d'un bourgeonnement si considérable et d'une suppuration tellement abondante, que nous conçûmes, M. Collongues et moi, les inquiétudes les plus vives, et pour la santé du malade qui s'affaiblissait à vue d'œil, et pour la difformité de la face que devait augmenter considérablement une telle aggravation de l'état de la plaie.

Dans une telle conjoncture, et douze jours après l'enlèvement du masque amidonné, nous songeâmes, pour modérer la suppuration, à l'emploi du COALTAR SAPONINÉ. Le résultat fut tellement prompt et tellement heureux, que mon confrère M. Collongues, qui n'avait pas encore fait usage de ce nouveau médicament, m'en témoigna toute son enthousiaste surprise. En quelques jours, la suppuration fut pour ainsi dire tarie, le bourgeonnement des plaies s'arrêta, et il ne resta plus qu'à réprimer par quelques cautérisations superficielles, avec le nitrate d'argent, celui qui s'était produit avant le pansement avec le COALTAR. — Docteur LEMAIRE.

OBS. 4. — *CANCER rongeant de la FACE*, d'où s'échappait un ichor sanieux et fétide.

Au bout de huit jours la suppuration était presque tarie ; le pus ichoreux s'était transformé en pus de bonne nature ; il n'y avait plus de fétidité ; les chairs, pâles et flasques avant l'application du COALTAR, étaient devenues d'une couleur rouge vermeille. — Docteur BAZIN, hôpital St-Louis.

Obs. 5. — *CANCER ulcéré du SEIN. Suppuration fétide.* — Docteur Ch. Fournier.

M. le docteur Fournier a employé l'émulsion de Coaltar Saponiné pour désinfecter un cancer ulcéré du sein dont la mauvaise odeur était plus pénible pour la malade que ses horribles souffrances. La fétidité de la plaie a été rapidement détruite et son aspect grisâtre s'est heureusement modifié. Des bourgeons charnus, d'une couleur rosée, ont remplacé l'enduit pultacé de mauvaise nature qui existait avant l'emploi de ce médicament.

Les personnes qui entourent cette malade sont aussi heureuses qu'elle de la disparition de cette mauvaise odeur.

L'une d'elles disait, il y a quelques jours : « Cette préparation est venue bien à propos, non-seulement pour enlever la mauvaise odeur, mais encore pour relever le moral affaibli de cette pauvre dame. »

Obs. 6. — *CANCER ulcéré de l'UTÉRUS* parvenu à sa dernière période, alors que des lotions et des injections de divers désinfectants avaient été inutilement mises en usage.

Il a suffi de quelques injections avec l'Emulsion de Coaltar étendue d'eau pour détruire une odeur extrêmement fétide, dont se plaignait amèrement la malade au milieu des tortures que lui faisait endurer ce mal si souvent accompagné d'horribles et indicibles douleurs. — Docteur Bazin.

Obs. 7. — *CHANCRES phagédéniques* sur les cuisses.

Ces ulcères exhalaient une odeur très-fétide, et leur large surface était recouverte d'enduits pultacés grisâtres ; l'Emulsion au cinquième a rapidement fait justice de la mauvaise odeur, et l'aspect des plaies s'est subitement amélioré. — Docteur Bazin.

Obs. 8. — *ECTHYMA cachecticum.*

Les pustules profondément ulcérées exhalaient une odeur très-fétide, qui disparaît en peu de jours ; une modification des plus favorables s'est manifestée dans les surfaces gangrénées. — Docteur Blache.

Obs. 9. — *ENGELURES ulcérées.*

Emulsion au cinquième, guérison rapide malgré la persistance d'une basse température. — Docteur Lemaire.

Obs. 10. — *GALE et ECTHYMA datant de trois mois. Guérison rapide des deux affections*, communiquée par le docteur Th. Verjus.

« Nic. B. est atteint depuis trois mois d'une gale comquée d'ecthyma. Sous l'influence de frictions faites une fois par jour sur tout le corps avec une flanelle imbibée d'EMULSION DE COALTAR SAPONINÉ au cinquième, ce malade a guéri en sept jours de la gale et de l'ecthyma. »

OBS. 11. — *GANGRÈNE SÉNILE.* — *Emploi du* COALTAR SAPONINÉ *comme agent de désinfection, recueillie et publiée par* M. E. THIBAUT, *élève interne.* (Extrait du journal la *Presse médicale Belge*, 15 juillet 1860.) — Docteur DELVAUX. — *Hospice de l'infirmerie de Bruxelles.*

M. Thibaut rappelle le succès que M. Delvaux a déjà obtenu avec le COALTAR SAPONINÉ ; puis il donne un extrait du travail que le *Docteur Lemaire* a lu à l'Académie des Sciences et décrit l'observation suivante :

Le nommé Louis Scholier, âgé de 83 ans, ancien garçon brasseur, est reçu dans le service de M. Prosper Delvaux le 16 mai 1860.

Le début de la gangrène date de six mois environ ; lors de l'entrée du malade, nous constatons les phénomènes morbides suivants :

Le pied droit est totalement envahi par la gangrène, ainsi que la partie inférieure de la jambe jusqu'au-dessus des malléoles.

Le gros orteil, le talon et la partie interne du pied gauche sont également envahis par la gangrène.

Une vaste et profonde escarre existe à la région sacro-lombaire. Un liquide brunâtre, séro-purulent, d'une odeur très-fétide, s'écoule des parties gangrénées et répand au loin une *puanteur insupportable.*

L'Emulsion-Mère a été appliquée en injections et en lotions sur les parties gangrénées. *Au bout de 24 heures, la suppuration est tarie et l'odeur fétide a totalement disparu.*

L'emploi de ce médicament est continué jusqu'au 29 mai, jour où le malade succombe.

L'émulsion de Coaltar Saponiné avait nettoyé et desséché complétement les surfaces gangrenées. Elle avait déterminé une inflammation, avec rougeur à teinte vermeille, des parties restées vivantes et entourant les escarres gangréneuses. Ces parties, avant l'application de ce médicament, étaient flasques et dépourvues de vitalité.

Les élèves qui fréquentent la Clinique ont pu s'assurer, dans ce cas, des effets heureux que produit le Coaltar Saponiné, comme agent de désinfection.

Obs. 12. — *HERPÈS TONSURANT, ayant résisté à l'épilation et à plusieurs autres moyens énergiques;* guérison par le Coaltar Saponiné au cinquième. Docteur Verjus, de Paris.

« Masséna, 14 ans, constitution lymphatique, est atteint depuis trois ans d'un herpès tonsurant ; cette affection a résisté à l'épilation, aux onctions avec la pommade au calomel et au précipité rouge, et aux lotions de sublimé corrosif : cette affection a été guérie en trois mois, par de simples badigeonnages pratiqués tous les jours sur la partie affectée, avec l'EMULSION DE COALTAR au cinquième.

« L'application déterminait une douleur modérée, ne se prolongeant pas au delà de vingt minutes ; la guérison date de cinq mois. Les cheveux ont repoussé, mais plus ténus qu'avant leur chute. »

OBS. 13. — *MYCOSIS fongoïdes.*

Le malade portait sur la région lombo-dorsale de vastes ulcères, couverts de croûtes sanieuses, exhalant une odeur des plus repoussantes. Le lendemain même du jour où fut faite l'application de l'EMULSION DE COALTAR, la suppuration était presque complétement arrêtée. L'horrible puanteur qui infectait toute la salle avait entièrement disparu. Après cinq ou six jours de pansements avec cet agent thérapeutique, on constatait une tendance marquée vers la cicatrisation. — Docteur BAZIN.

OBS. 14. — *OTORRHÉE purulente.—Docteur* MENIÈRE, *médecin en chef de l'Institution Impériale des sourds-muets.*

M. Menière a publié dans la *Gazette Médicale* (n^{os} des 10 et 24 décembre 1859) un Mémoire sur la SAPONINE et le Coaltar Saponiné. Après avoir résumé les recherches de M. Le Beuf et rappelé la formule de l'émulsion, voici ce qu'il dit :

« Pour mon compte particulier, je me suis servi de ce liquide ainsi émulsionné, en injections dans les oreilles affectées d'*otorrhées chroniques* et surtout chez des enfants *scrofuleux*. On sait quelle odeur repoussante exhalent ces oreilles, baignées d'un pus ichoreux, et combien cette odeur est tenace. J'ai pu, à diveres reprises, constater, avec quelle rapidité l'odeur disparaissait, et combien il était facile de rendre tout à fait supportable le séjour de ces malades, dans les chambres et les dortoirs, où ils étaient un objet de dégoût pour leurs camarades. Chacun sait combien certaines othorrées deviennent fétides. En pareil cas, l'odeur envahit les parties voisines : la peau, les cheveux, tout en est imprégné, et telle est la ténacité de cette exhalation, que souvent je suis obligé d'ouvrir la fenêtre de mon cabinet aussitôt que le malade est parti.

« C'est dans ces circonstances déplorables, que j'ai expérimenté l'émulsion de M. Le Beuf, et je déclare que le succès a été des plus complets. Il y a des cas dans lesquels des végétations charnues, naissant du fond du méat externe, fournissent une suppuration roussâtre d'une horrible fétidité. Une douche puissante dirigée dans le fond du conduit, enlève des flocons de matière caséiforme, mélangée de sang, de pellicules épidermiques, de fragments polypiformes, et le tout offense grièvement le nez le plus habitué à ces sensations fâcheuses. J'ai vu, en pareilles circonstances, *quelques gouttes d'émulsion de Coaltar saponiné*, versées dans la profondeur des oreilles, détruire comme par enchantement ces émanations si violentes, et améliorer singulièrement la position d'un pauvre diable qui trouverait à peine, même au milieu de sa famille, un degré de tolérance suffisant pour rendre la vie supportable.

« Je me crois autorisé à dire que l'émulsion de Coaltar Saponiné de M. Le Beuf est un médicament destiné à rendre des services signalés, au moins dans le cas spécial que je viens d'indiquer. »

Après avoir rapporté des faits qui me sont personnels et d'autres de nos confrères que je lui avais fait connaître, M. Menière termine ainsi son travail :

« Nous conseillons très-fort l'emploi du Coaltar Saponiné de M. Le Beuf à tous ceux qui ont le malheur de sentir mauvais, n'importe comment. C'est une grande politesse pour son prochain ; mais en dehors de ce superflu, pourtant si nécessaire, les pauvres malades, si à plaindre en pareil cas, en retireront un notable bénéfice. Les malheureuses femmes, en proie à un cancer infectant, verront se dissiper cette odeur nauséabonde qui est pour elles un supplice, pire que les douleurs dont elles sont torturées. »

M. Menière m'a parlé d'un de ses confrères auquel il avait remis de l'émulsion pour une de ses malades atteinte d'un *cancer de l'utérus ulcéré*, qui exhalait une odeur insupportable. Ce médicament, comme dans tous les cas rapportés jusqu'ici, a détruit instantanément la mauvaise odeur. — Docteur Jules LEMAIRE.

OBS. 15. — *OZÈNE.*

Exhalaisons infectes, renvoi d'une institution à cause de cette maladie ; applications à l'aide d'un pinceau de charpie, puis d'une éponge placée au bout d'une tige fixée à une baleine : disparition prompte de la mauvaise odeur, diminution de la sécrétion purulente et du gonflement, suppression des hémorrhagies qui compliquaient l'ozène, modification des qualités du pus ; retour à la santé. — Docteur J. LEMAIRE.

OBS. 16. — *PEDICULUS capitis ; PEDICULUS pubis.*

L'EMULSION-MÈRE en lotions ou en frictions, répétées deux ou trois fois dans la matinée, fait périr rapidement les poux chez l'homme ainsi que chez les animaux, et détruit les insectes.

OBS. 17. — *PLAIE ayant succédé à deux Anthrax. Odeur fétide.* — Docteur LEMAIRE.

« P...., deux mois et demi, en nourrice à Montreuil : Cet enfant, dont la mère est morte d'une fièvre puerpuérale, a présenté, quelques jours après sa naissance, sur l'abdomen au niveau de l'ombilic, deux petits anthrax qui, après leur suppuration, ont formé deux ulcérations qui se sont réunies et qui ont toujours marché en s'agrandissant. Divers pansements avaient été faits avec du vin aromatique, des lotions avec de la décoction de feuilles de noyer, avec le quinquina et avec la pommade à la céruse, sans succès.

« Le 17 septembre, cette lésion avait une forme ovalaire de 6 centimètres de diamètre, d'un aspect gris très-foncé et exhalait une odeur infecte qui incommodait la nourrice. Cet enfant avait beaucoup maigri et pleurait jour et nuit. Cette femme voulait le rendre à son père, parce qu'elle craignait de gagner sa maladie.

« Une lotion, faite sur cette plaie avec l'EMULSION au cinquième, fit disparaître instantanément la mauvaise odeur. Après le premier pansement, l'enfant a dormi plusieurs heures. On continua les pansements deux fois par jour (lotion, linge fenêtré, charpie imbibée d'émulsion). Je revis ce petit malade quatre jours après, la détersion de la plaie était presque complète. Des bourgeons charnus s'élevaient de tous ces points, on ne voyait plus que çà et là quelques points grisâtres. Sa figure exprimait une amélioration dans son état. Cet enfant, qui n'avait plus de sommeil depuis quinze jours, dormait presque constamment ; ce résultat était tel, que la nourrice croyait que le médicament était calmant. Dans la crainte qu'il en fût ainsi, elle en avait suspendu l'emploi la veille, sachant que je le visiterais le lendemain. Quinze jours après la première application, cette plaie était complétement guérie.

« Les résultats sur ce petit malade ont été les suivants :

« 1° Désinfection instantanée ;

« 2° Sommeil rendu immédiatement après son application ;

« 3° Détersion de la plaie ;

« 4° Cicatrisation prompte. »

OBS. 18. — *PLAIE gangréneuse. — Insuccès du chlorure de chaux. — Observation empruntée à la* Presse médicale Belge, *6 mai 1860.* (Extrait.) — Docteur DELVAUX.

Hospice de l'infirmerie de Bruxelles. « M. le professeur Morel eut l'obligeance de remettre pour le service plusieurs flacons de COALTAR SAPONINÉ, préparés par M. Le Beuf. Ce Coaltar fut immédiatement mis en usage pour juger de son action comme agent de désinfection.

« Il se présentait dans le service de M. le docteur Prosper Delvaux, à l'hospice de l'infirmerie, un cas d'ulcère de la peau et du tissu cellulaire sous-jacent de la région cruro-iliaque, ayant une odeur des plus fétides et où le Coaltar, comme on le verra par l'observation suivante, produisit les meilleurs effets.

« La nommée Smette (Jeanne) est entrée à l'hospice de l'infirmerie le 31 mars 1860.

« Cette femme, âgée de 64 ans, présente une obésité prononcée et est atteinte d'un ulcère mesurant 11 centimètres dans son diamètre transversal et 8 centimètres dans son diamètre vertical. La profondeur de l'ulcère est de 4 à 5 centimètres. Il est situé en partie dans la région iliaque abdominale inférieure droite, et en partie dans la région crurale supérieure, envahit la peau et le tissu cellulaire jusqu'aux aponévroses abdominales et crurales qui sont intactes. Des bourgeons charnus, d'une coloration brune, grisâtre, en tapissent les parois, et donnent lieu à une sécrétion très-abondante d'un liquide jaune, grisâtre, d'une odeur des plus fétides.

« Lors de son entrée, cette malade est placée dans une chambre séparée et, vu l'odeur fétide qu'elle exhale, des vases remplis de chlorure de chaux sont placés sous le lit et dans les diverses parties de la chambre, mais sans produire les effets voulus. La fétidité était telle, que la garde chargée de la soigner, était atteinte, le matin, de nausées et de vomissements lorsqu'elle pénétrait dans la chambre où se trouvait la malade. C'est alors que nous fîmes usage du Coaltar de la manière suivante : De la charpie, imbibée d'Emulsion au cinquième, est introduite dans l'ulcère, après l'avoir préalablement détergé. Des compresses imbibées du même liquide sont placées au-dessus de la charpie ; au bout de vingt-quatre heures toute odeur a complétement disparu. Les pansements sont renouvelés deux fois par jour, du 5 au 16 avril, jour où la malade succombe à la suite d'une gangrène du tissu cellulaire sous-jacent à la peau des régions abdominale et lombo-dorsale droites. Pendant cette période de 11 jours, on ne sentait plus la moindre odeur. La sécrétion séro-purulente était devenue moindre et la surface de l'ulcère était en partie desséchée.

« Nous avons rapporté cette observation pour rendre justice au COALTAR SAPONINÉ comme agent de désinfection. Il est rare de rencontrer des maladies où la fétidité est aussi grande que dans le cas qui précède, et, cependant, d'emblée la teinture de COALTAR SAPONINÉ (étendue d'eau) anéantit toute odeur. Remarquons aussi que le Coaltar a une action spéciale sur les surfaces en suppuration ; mais avant de nous prononcer à cet égard, de nouveaux essais sont nécessaires. »

OBS. 19. — *PLAIE GANGRÉNEUSE. — Arrêt à volonté de la formation du pus. Guérison rapide.* — Docteur Jules LEMAIRE.

Madame L...., âgée de 65 ans, obèse, malade depuis deux mois, a eu successivement à l'épaule droite un *erysipèle phlegmoneux*, ayant l'aspect d'un énorme anthrax, et sur le tronc *trois anthrax* du volume d'une pêche.

L'érysipèle a exigé six larges ouvertures en avant et en arrière de l'épaule pour guérir. Sa suppuration a été très-abondante.

Le 20 août, la malade avait un gonflement considérable de tout le membre abdominal gauche et peu de fièvre. L'odeur propre à la gangrène était perçue dans la pièce voisine de la chambre de la malade. Les assistants n'avaient vu aucune plaie sur son corps. Le ventre de cette dame tombait sur ses cuisses et la peau de ces deux parties en contact donnait souvent lieu à de l'intertrigo. Examen fait, je découvris au pli de l'aine une plaie gangréneuse de quatre à cinq centimètres de long sur deux centimètres de large et au moins quatre centimètres de profondeur. Un décollement de peau de quinze centimètres, qui suivait la direction de l'arcade crurale, donnait une assez grande étendue à cette lésion. Un pus sanieux, fétide, s'en écoulait en abondance. Je détachai avec les ciseaux toutes les parties mortifiées. La plaie mise à découvert avait un aspect grisâtre. Je me servis des liquides que j'avais sous la main, de l'infusion de fleurs de sureau et du vin aromatique, pour faire le premier pansement.

Le 21, la plaie était dans le même état et l'odeur propre à la gangrène très-prononcée. Je fis avec de la charpie et des pinces à pansement une sorte de gros pinceau que j'imprégnai à plusieurs reprises d'émulsion au cinquième. Je le promenai dans toutes les directions de la plaie. Sous l'influence de ce liquide, les tissus prirent, au moment même, une couleur rose vif et l'odeur fut détruite instantanément et ne reparut plus. La malade, interrogée sur l'effet qu'elle en ressentait, me dit, que non-seulement ce liquide ne déterminait pas la moindre douleur, mais qu'elle éprouvait du bien-être de son application. La plaie fut recouverte d'un linge fenêtré, enduit de cérat, lequel fut recouvert à son tour d'un plumasseau de charpie imbibé d'émulsion au cinquième ; un seul pansement fut fait dans les vingt-quatre heures. Pour les pansements suivants, je me servis d'une seringue pour nettoyer la plaie. Le traitement général était approprié à l'état de la malade. Après quelques jours d'emploi de ce médicament, je fus frappé, non-seulement par l'aspect rose vif de la plaie, dont le travail réparateur marchait rapidement, mais ausssi par l'état du pus. Ce liquide était presque transparent, ressemblant à de la sérosité d'un vésicatoire qui n'a pas encore subi le contact de l'air et très-adhésif. Je me demandai si ce médicament ne modifiait pas la sécrétion du pus. Pour m'en assurer, je suspendis l'emploi de l'émulsion pendant trois jours, et ne fis qu'un pansement avec du cérat de Galien. A chaque pansement, une lotion avec l'eau de guimauve était faite. Le premier jour, je trouvai le liquide sécrété un peu laiteux, en petite quantité ; le second jour, il était plus abondant et un peu plus épais, et le troisième jour il y avait bien trente grammes de ce liquide crémeux, en un mot, c'était du pus louable, de bonne nature, ayant déjà une légère odeur.

L'expérience me parut suffisante, et l'émulsion fut appliquée comme précédemment. Un seul pansement a suffi pour que le pus fût remplacé par le liquide séreux, filant, dont j'ai déjà parlé. Plus de doute pour moi, l'émulsion modifiait l'état du pus. Ce fait me frappa, mais je n'en compris pas de suite toute la signification. Nous verrons plus loin que la transformation du sérum en pus est le fait de l'intervention de l'air, et que je l'explique par une fermentation. Après vingt-deux jours de pansement avec l'émulsion, ce grand décollement de peau et toute cette lésion étaient guéris.

Cette malade, qui a présenté une série d'inflammations de mauvaise nature, m'a permis de constater un autre fait, signalé par mon honoré et regretté maître, M. Lenoir, sur la coïncidence de la présence du sucre dans l'urine chez les malades atteints d'*anthrax*. L'urine de cette malade traitée par la potasse caustique et par la liqueur de Barreswil présentait tous les caractères du glucose. Cette affection conduisit cette malade au tombeau quatre mois après l'affection qui fait l'objet de cette observation.

Résumé de l'action de l'émulsion :

1° Désinfection instantanée ;
2° Point de douleur ;
3° Animation de la plaie ;
4° Formation du pus arrêtée et reproduite à volonté ;
5° Guérison rapide.

Obs. 20.—*SCROFULEUX atteint de larges ULCÈRES aux jambes et aux bras, compliqués de POURRITURE.*

En moins de trois jours, les plaies étaient devenues vermeilles ; les surfaces putrilagineuses avaient fait place à des bourgeons vasculaires de bonne nature. — Docteur Bazin.

Obs. 21. — *ULCÈRE calleux*; communiquée par le docteur Géry fils.

« J'ai employé le Coaltar Saponiné sur un ulcère calleux que portait depuis bien longtemps un pauvre homme, rempailleur de chaises. Il travaille habituellement dans un endroit sombre et humide. Cet homme, qui est dans les plus mauvaises conditions d'hygiène et de pauvreté, avait employé un grand nombre de moyens contre son mal. Mais une inflammation continuelle compliqua l'ulcération. Le travail auquel il se livre enrayant toujours la cicatrisation, il désespérait de sa guérison.

« Nous essayâmes sur lui l'Emulsion de Coaltar, qui agit d'abord en changeant l'état local, puis en amenant une cicatrisation qui a marché lentement à cause de l'ancienneté de l'ulcère, mais qui, jusqu'à présent, est restée parfaitement solide. »

Obs. 22. — *ULCÈRE calleux*. — Docteur Jules Lemaire. — *Emulsion au cinquième.*

« J. A...., soixante-neuf ans, jardinière ; constitution détériorée par l'âge et par un mauvais régime. Depuis plusieurs années, elle a eu, à trois reprises, des plaies aux jambes qui ont toujours été longues à se cicatriser. Elle porte de nombreuses varices aux membres inférieurs. Depuis six mois, la jambe gauche, un peu audessus de la malléole interne, est le siége de deux ulcérations, l'une de 2 centimètres de diamètre ; l'autre, un peu moins large, est placée au-dessus. Elles ont environ un centimètre de profondeur. Leur fond est grisâtre et fournit une sanie qui répand une assez mauvaise odeur. La jambe, depuis le mollet jusqu'à l'articulation tibio-tarsienne, est livide, très-douloureuse et considérablement amaigrie. Point de sommeil depuis quinze jours. La marche est tellement pénible, par les souffrances qu'elle détermine, que la malade est forcée de garder le repos.

« De la pommade à la céruse, de l'onguent Canet, de l'onguent de la Mère, des lotions avec la décoction de feuilles de noyer, du vin aromatique et la compression avec des bandelettes de sparadrap de diachylon, ont été successivement employés sans résultat satisfaisant.

« Trente-cinq jours de traitement par l'EMULSION DE COALTAR SAPONINÉ au cinquième ont suffi pour obtenir la guérison. J'ai fait chaque jour les pansements moi-même, et je faisais arroser l'appareil le soir avec le médicament. Les premières applications ont été douloureuses, mais passagères. La diminution de la souffrance a été rapide. L'aspect de la plaie a changé en quarante-huit heures, et le bourgeonnement a commencé. »

OBS. 23. — *ULCÈRE calleux*; communiqué par M. le docteur GÉRY fils.

« Vieille femme portant depuis longtemps un ulcère calleux à la malléole externe gauche. Cette femme marche beaucoup, et par cela même a rendu presque impossible tout traitement. On a essayé chez elle le COALTAR une première fois sans avoir des résultats bien évidents ; mais je suis convaincu que c'est par mauvaise application ou par incurie complète de la part de la malade. Je l'ai appliqué moi-même, et avec de la patience j'ai obtenu une telle amélioration au bout de peu de jours, que la malade s'est décidée à se laisser soigner tout à fait. Elle va maintenant aussi bien que possible. Le médicament a été appliqué en lotions matin et soir, et la plaie recouverte de charpie imbibée d'EMULSION. »

OBS. 24. — *ULCÈRE gangréneux de la jambe*; communiqué par M. le docteur GÉRY fils.

« X...., 15 ans, tempérament lymphatique, d'une bonne santé habituelle, occupé comme valet de chambre dans une riche maison, a, depuis environ un an, une plaie ulcéreuse à la malléole externe du pied droit. L'ulcère est grand comme une pièce de 2 francs ; il a été soigné attentivement. On a successivement employé de l'eau blanche, la compression avec des bandelettes de sparadrap de diachylon, et la cautérisation avec le nitrate d'argent ; à chaque nouveau traitement, sa plaie s'améliorait, grâce au repos qu'on lui faisait prendre ; mais, aussitôt qu'il se livrait à ses occupations, l'ulcération reprenait sa marche. L'hiver dernier, il se donna un coup qui enflamma le fond de l'ulcère, qui devint grisâtre sur toute sa surface, en même temps qu'une forte odeur caractéristique de gangrène éveilla l'attention.

C'est dans ces circonstances que nous essayons l'EMULSION DE COALTAR SAPONINÉ au cinquième. — Changement brusque et instantané de la surface ulcérée qui, de grisâtre, prend un aspect rose et coloré sans provoquer de douleur. On panse deux fois par jour. Au bout de dix jours, la cicatrisation est bien avancée. Le jeune homme, qui va parfaitement bien, reprend ses occupations. Je l'ai vu souvent depuis, et la guérison ne s'est pas démentie.»

OBS. 25. — *ULCÈRE gangréneux du pied;* communiqué par M. le docteur GÉRY fils. — *Emulsion au cinquième.*

« X....., âgée de soixante-cinq ans, a, depuis plusieurs années, un large ulcère qui a envahi toute la face postérieure du pied gauche, occupe les deux malléoles et s'étend jusqu'au talon. Cette pauvre femme ne peut s'appuyer sur le pied à cause des douleurs qu'elle ressent. Elle a subi beaucoup de traitements; mais elle s'est le plus souvent pansée avec des bandelettes de sparadrap de diachylon. Depuis quelque temps, la plaie s'est recouverte d'une couenne grisâtre, sale, répandant une affreuse odeur.

« L'emploi de l'EMULSION DE COALTAR au cinquième enlève brusquement la mauvaise odeur, déterge la plaie qui prend une couleur rosée. Le médicament ne détermine pas de douleur. Les pansements ont été faits deux fois par jour. Après deux mois de ce traitement, cette femme a été guérie.»

Obs. 26. — *ULCÈRE phagédénique du pied.*

Atteint de pourriture d'hôpital avec suppuration abondante d'une fétidité repoussante, l'Emulsion a produit des effets très-remarquables : la mauvaise odeur a été détruite sur-le-champ, et la plaie prit un aspect vermeil. — Docteur Clerc.

Obs. 27. — *ULCÈRE scrofuleux datant de sept mois. Plusieurs traitements généraux et locaux sans succès. Guérison rapide par le* Coaltar Saponiné; recueillie par le docteur J. Lemaire.

« V. Pelletier, trente ans, demoiselle de magasin. Constitution scrofuleuse. Sa mère, dit-elle, a eu toute sa vie des dartres. Il y a quatre ans, elle a eu à la jambe droite un ulcère qui a duré cinq mois, malgré un traitement suivi ponctuellement.

« Au mois de décembre 1859, la jambe gauche devint malade à sa partie interne et moyenne. Gonflement inflammatoire, ulcération. Elle suivit chez elle divers traitements sans résultat. Elle réclama les soins du docteur B..., qui a la réputation de traiter spécialement les maladies scrofuleuses. Elle suivit intérieurement, pendant sept mois, un traitement tonique ioduré, et divers moyens topiques furent employés. Tout cela sans résultat appréciable. Je dois dire que la malade n'a jamais pris un repos régulier.

« Le 8 novembre 1860, la sus-nommée me fut adressée. La jambe, dans la partie indiquée, est gonflée, rouge, douloureuse par la pression et la marche. L'ulcération est profonde de cinq à six millimètres, d'un diamètre de deux centimètres. Son fond est grisâtre et fournit une sanie assez abondante. L'inflammation et le gonflement des tissus voisins s'étendent à environ douze centimètres. La plaie détermine des douleurs lancinantes.

« Le 8, le Coaltar Saponiné au cinquième fut employé. La première application a déterminé une cuisson légère, passagère, et la plaie a changé immédiatement d'aspect. Elle est devenue rose et s'est mise rapidement à bourgeonner. Les douleurs lancinantes avaient disparu au bout de trois jours. Deux pansements furent faits chaque jour, par la méthode ordinaire, et vingt-deux jours après la cicatrisation était complète.

« Le traitement a été suivi par une température froide, sans que la malade prît de repos, et sans autre médication ; ce qui rend le résultat plus remarquable.

« Aujourd'hui, près de neuf mois se sont écoulés, et la guérison s'est bien maintenue. »

Obs. 28. — *ULCÈRES syphilitiques, syphilides malignes précoces.*

Guérison des ulcérations et des plaies vives, par l'Emulsion-Mère au cinquième, employée en pansement, concurremment avec le traitement interne approprié. — Docteur Jossic.

Obs. 29. — *ULCÈRE variqueux de la jambe attaqué de gangrène, ulcères et plaies infectes. Expériences faites à l'hôpital Necker, par le Docteur* Foucher, *professeur agrégé de la Faculté de médecine.*

J'ai eu occasion de faire usage dans mes salles de chirurgie, à l'hôpital Necker, de l'émulsion de Coaltar Saponiné, que m'a fait remettre le docteur Lemaire.

Mes expériences ont porté sur trois malades seulement, parce que je n'ai eu à ma disposition qu'une petite quantité de liquide.

L'une des malades couchées au n° 9 de la salle Ste-Marie était affectée d'un *vaste ulcère variqueux de la jambe droite.* La plaie était profonde, recouverte d'un détritus gangréneux, extrêmement fétide. J'ai fait appliquer sur cet ulcère un gâteau de charpie imbibée de cette émulsion. L'odeur avait disparu lorsque je revins voir la malade à la fin de la visite. Ce pansement a été continué les jours suivants et la plaie n'a pas tardé à prendre un aspect rosé, à se recouvrir de bourgeons charnus, vermeils. Son fond a rapidement atteint le niveau de la peau, et la cicatrisation a marché régulièrement et sans encombre, sans que, à aucun moment, la malade ait accusé la moindre douleur occasionnée par le contact du liquide.

Dans ce cas particulier, il a été évident pour moi, comme pour tous ceux qui ont suivi l'expérience, que l'émulsion de Coaltar saponiné a produit la désinfection la plus complète et a été utile pour amener la cicatrisation.

Le second malade, couché au n° 28 de la salle Saint-Pierre, était déjà dans les salles depuis longtemps pour se faire traiter aussi d'un *vaste ulcère de la jambe gauche*. Bien que cette plaie fût en voie de cicatrisation, elle répandait une odeur assez infecte pour incommoder les personnes chargées du pansement. La charpie imbibée d'émulsion de Coaltar saponiné a complétement enlevé cette mauvaise odeur, et la cicatrisation s'est effectuée avec régularité.

Chez ce malade comme chez le précédent, la désinfection a été complète. Si l'on ne peut pas dire que ce liquide ait hâté la cicatrisation plus que tout autre mode de pansement, il est certain qu'il ne l'a pas entravée.

Enfin, le troisième malade portait une *plaie contuse de la face plantaire du pied*, avec mortification de toute l'épaisseur du derme. L'odeur en était repoussante. Le pansement avec l'émulsion a complétement enlevé cette odeur. Les parties mortifiées se sont détachées rapidement, et la cicatrisation s'est encore effectuée avec la plus parfaite régularité.

Ces trois expériences, entreprises sans idée préconçue, nous ont démontré :

1° Que l'émulsion de Coaltar Saponiné, mise en contact avec les plaies fétides, détruit la mauvaise odeur ;

2° Que ce résultat ne peut être attribué à une simple substitution d'odeur, attendu que l'émulsion n'a par elle-même qu'une odeur de Coaltar extrêmement légère et qui n'est perçue qu'à une très-petite distance ;

3° Que l'application sur les plaies ne produit aucune douleur ;

4° Qu'enfin, mes expériences, sans contredire l'opinion du docteur Lemaire, qui pense que l'émulsion modifie la formation du pus, n'ont pas été assez nombreuses pour que j'aie pu observer une pareille modification et pour que j'aie dû me convaincre que ce mode de pansement a plus d'influence sur la cicatrisation des plaies atoniques que l'application des liquides alcoolisés ou chargés d'autres substances excitantes dont j'obtiens de bons résultats. C'est donc à ce point de vue que je désire expérimenter de nouveau l'émulsion de Coaltar Saponiné dont la propriété désinfectante m'est suffisamment démontrée.

Obs. 30. — *VÉSICATOIRE gangréné.*

L'odeur repoussante qu'il exhalait est détruite, et la plaie reprend sa teinte normale. — Hôpital des Enfants. — Docteur Blache.

ÉMULSION AU DIXIÈME.

Emulsion-Mère, Eau pure,	Parties égales.

Obs. 31. — *ANTHRAX volumineux. Emploi comparatif de l'Eau alcoolisée, de l'Eau alcoolisée saponinée et de l'Émulsion de Coaltar.*—Docteur Jules Lemaire.

L...., 41 ans, concierge, fut atteint à la région dorsale d'un anthrax très-volumineux. Le 27 janvier, la peau était mortifiée sur plusieurs points et le gonflement étendu. Je fis une incision cruciale d'environ douze centimètres de long de chaque côté. Des cataplasmes de farine de lin furent appliqués jusqu'au 5 février. Le pus avait peu d'odeur, mais la peau s'était rétractée ; plusieurs points de ce tégument avaient été détruits par l'inflammation. Une assez grande perte de substance et une plaie qui n'avait pas moins de douze centimètres de diamètre étaient résulté de la marche envahissante de cet anthrax ; du tissu cellulaire et des aponévroses sphacélés, un gonflement assez considérable autour de la plaie ; de la fièvre ; altération prononcée de la face, tels étaient les caractères de cette plaie et les symptômes auxquels elle donnait naissance. Je fis cesser les cataplasmes, mais le gonflement que j'observais me faisait hésiter pour faire l'application de l'émulsion, dans la crainte d'arrêter trop vite la suppuration. A cette époque, je croyais encore que le Coaltar saponiné arrêtait la sécrétion du pus. Dans cette situation, pour juger de l'effet des composants de l'émulsion, je me décidai à panser le malade avec de l'eau alcoolisée au cinquième pendant trois jours. On faisait le pansement comme je le fais toujours avec le Coaltar (lotion, linge fenêtré, enduit de cérat et charpie imbibée de liquide sur ce linge). Pendant trois autres jours, le pansement fut fait avec de l'eau alcoolisée saponinée (teint. de Saponine, une partie ; eau, quatre parties). La plaie avait peu d'odeur.

L'eau alcoolisée donna un peu d'animation à la plaie ; celle qui était additionnée de teinture de Saponine produisit ce même effet excitant et de plus les lotions que l'on faisait avec ce liquide détergeaient la plaie. L'impression que produisirent ces deux médicaments fut une excitation peu prononcée. Le malade me dit : Ce n'est pas de la douleur que je ressens, c'est quelque chose qui ressemble à de la démangeaison. Point d'amélioration sensible dans l'état de la plaie, si ce n'est sa détersion.

Le 10, l'émulsion de Coaltar fut employée. Toujours préoccupé de son action sur la sécrétion du pus, je l'additionnai de cinq parties d'eau. Les pansements furent faits comme précédemment, deux par jour.

La première application fit disparaître le peu d'odeur qui existait et l'aspect de la plaie se modifia. Point de douleur. La nuit fut meilleure. Le lendemain, l'amélioration était plus grande. Le malade me dit que ce médicament lui faisait grand bien, que les douleurs qu'il ressentait dans la plaie, avant son emploi, avaient presque entièrement cessé. Des lambeaux de tissus mortifiés se détachaient à chaque pansement. Des bourgeons charnus apparaissaient sur plusieurs points. L'appétit et le sommeil revinrent comme en santé, et le 20 février la cicatrisation était complète. Il est vrai que depuis le début, près d'un mois s'était écoulé, mais ce grand désordre n'aurait certainement pas été réparé aussi vite par les moyens ordinaires.

Résumé :

1° L'eau alcoolisée au cinquième avive la plaie, mais ne la déterge pas ;

2° L'eau alcoolisée au cinquième saponinée avive les tissus et exerce une action détersive prononcée ;

3° L'émulsion de Coaltar au dixième change l'aspect de la plaie, soulage le malade et fait disparaître le peu d'odeur qui existait ;

4° Guérison plus rapide que par les moyens ordinaires.

(Du Coaltar Saponiné, par le docteur Jules Lemaire, page 23, in-8°, 1860).

ANTHRAX.

Le Coaltar saponiné est un médicament précieux pour combattre l'inflammation spéciale que déterminent les anthrax. Depuis quatre ans, j'ai employé cette substance sur dix malades atteints d'anthrax très-volumineux occupant diverses régions du corps. La vie de trois de ces malades me paraissait gravement compromise. L'emploi du Coaltar saponiné, dans ces cas, a rapidement fait succéder le calme à la souffrance et à l'agitation. Le sphacèle s'est promptement arrêté. Les parties mortifiées se sont détachées assez vite, et, dès le troisième jour, les tissus qui étaient menacés de l'envahissement du sphacèle sont devenus roses. Leur bourgeonnement a commencé et le travail réparateur s'est opéré avec une promptitude que l'on demanderait vainement aux autres moyens connus.

(Extrait de l'ouvrage suivant : *De l'Acide Phénique*, par le docteur Lemaire, page 380. — Paris, Germer-Baillière, 1863).

Obs. 32. — *CANCER ulcéré de l'UTÉRUS*, *docteur* O. Réveil. — Désinfection par l'émulsion au dixième.

Madame C., âgée de 49 ans, habitait les environs de Paris ; elle était atteinte d'un cancer ulcéré de l'utérus, répandant au loin une odeur caractéristique à cette affection. La malade a été soignée pendant trois mois dans un hôpital ; elle a été obligée d'en sortir dans le courant du mois d'août dernier, n'ayant pu continuer à payer les frais de séjour.

Elle connaît son état et sait les conséquences qu'il doit avoir ; elle me fit appeler et me demanda de faire disparaître l'odeur infecte qui est si pénible pour elle et pour tous les membres de sa famille ; sa santé générale est des plus délabrées, et l'état cachectique des plus prononcés : je conseillai des injections vaginales, répétées trois fois par jour avec de l'eau chlorurée nitrobenzinée.

Dès la première injection, l'odeur infecte disparut ; deux injections par jour suffirent. Mais bientôt la malade se plaignit que les douleurs, autrefois rares et sourdes, étaient devenues intolérables ; je fis cesser les injections, et dès le lendemain l'odeur infecte reparut! Madame C. me déclara alors qu'elle préférait souffrir, parce que les douleurs l'atteignaient seule, disait-elle, tandis que l'odeur infecte atteignait toute sa famille.

J'ordonnai des injections de COALTAR SAPONINÉ au dixième, répétées trois fois par jour : l'odeur disparut de nouveau, et les douleurs vives, lancinantes, devinrent plus rares. Madame C. a continué ses injections de Coaltar Saponiné sans que la mauvaise odeur se soit reproduite ; on l'apercevait seulement lorsqu'on soulevait les couvertures du lit.

Nous devons ajouter, que dès notre première visite, nous avions conseillé à la malade une nourriture plus substantielle, du vin rouge pur pour boisson, et du vin de quinquina, à la dose d'un verre à Bordeaux tous les matins : nous pensons que ce régime n'a pas été étranger à la désinfection du pus sécrété par la plaie cancéreuse qui s'étendait sur les parois vaginales. — (Extrait des *Archives générales de Médecine*, numéros de Janvier et Février 1863).

Obs. 33. — *ENGELURES ulcérées*; docteur O. Réveil. — Guérison par l'émulsion au dixième.

Un enfant atteint d'engelures ulcérées aux deux mains, et principalement à la face dorsale des doigts, me fut présenté le 15 décembre dernier : l'application de la poudre d'amidon qui avait été faite détermina une odeur infecte des plus désagréables, qui se répandait à une grande distance : nous fîmes appliquer sur les plaies de petits sachets de charpie carbonifère ; l'infection disparut, mais la cicatrisation ne se fit pas ; et comme l'enfant souffrait beaucoup et était très-turbulent, il était difficile de maintenir les sachets en place : nous eûmes recours au Coaltar saponiné au dixième, nous obtînmes un plein succès. *(Hôpital des enfants malades).*

Obs. 34. — *PLAIE résultant d'une OPÉRATION chirurgicale.*

Appelés le docteur Mathieu et moi à faire l'amputation du sein pour une énorme tumeur de cet organe (529 grammes), j'engageai mon confrère à ne panser la vaste plaie qui en résulta (que nous n'avions pas cru devoir réunir), qu'avec votre Emulsion au dixième. Pas d'odeur, suppuration presque nulle, cicatrisation en 34 jours ; quel prodigieux résultat ! Une particularité m'a frappé pendant la cicatrisation de cette vaste perte de substance : nous n'avons eu à réprimer par les caustiques aucun bourgeon charnu. — Docteur JUNIEN, à Saint-Sébastien (Espagne).

ÉMULSION AU QUINZIÈME.

EMULSION-MÈRE, 1. | EAU PURE, 2.

OBS. 35. — *ADHÉRENCE du placenta ; délivrance sept jours après l'accouchement ; odeur putride très-prononcée détruite par une seule injection d'émulsion au quinzième.* — Docteur DUFRESNOIS et Docteur J. LEMAIRE.

Madame L..., 34 ans, est accouchée le 12 juin dernier ; le placenta étant adhérent, la délivrance fut impossible dans les conditions ordinaires. La sage-femme qui avait fait l'accouchement appela un accoucheur distingué, M. le docteur Dufresnois, pour l'éclairer de ses conseils. Ce praticien fut d'avis d'attendre avant d'intervenir, et prescrivit toutes les précautions recommandées en pareil cas. Cette malade, à laquelle j'avais donné des soins antérieurement, me fit demander. Ignorant ce dont il s'agissait, je me trouvai seul auprès d'elle. J'approuvai la conduite prudente de mon confrère, qui m'avait déjà réussi en pareil cas. Je dis à la malade de prévenir M. Dufresnois que j'avais un moyen infaillible de désinfection à lui proposer, si la putréfaction du placenta l'exigeait. Je lui donnai un litre d'émulsion au cinquième, afin que ce médecin pût s'en servir. Le septième jour le placenta s'engagea dans le vagin et la délivrance fut opérée. Jusque-là on avait fait des injections fréquentes avec la décoction de feuilles de noyer. L'odeur, quoique mauvaise, n'avait pas paru assez fétide pour avoir recours à l'émulsion de M. Le Beuf. Mais, après l'extraction du placenta, une odeur infecte se manifesta. Le médicament fut employé. Dans la crainte de provoquer de la douleur, ne l'ayant pas encore employé dans des cas semblables, je recommandai de l'étendre de deux fois son poids d'eau, ce qui faisait de l'émulsion au quinzième.

Une seule injection a suffi à ce degré pour désinfecter complétement les parties affectées, et la mauvaise odeur n'a plus reparu. Cette application a déterminé une cuisson assez vive, mais elle n'a duré que quelques instants.

Madame L... s'est rapidement rétablie. M. Dufresnois et la sage-femme ont été émerveillés de ce résultat. Cet honorable confrère m'a écrit une lettre de félicitations en m'engageant à poursuivre mes recherches dans l'intérêt de l'humanité.

Obs. 36. — *ECZÉMA impétigineux des oreilles ; suppuration fétide. — Docteur* Jules Lemaire.

B..., 4 ans, constitution lymphatique, est atteinte depuis un mois de kératite et de conjonctivite. Les oreilles devinrent malades en même temps.

Je vis cettte enfant le 25 mars.

Les pavillons des oreilles et les conduits auditifs sont rouges, tuméfiés, présentent des vésicules et des pustules caractéristiques de cette affection. Quelques croûtes sèches, d'autres molles, recouvrent plusieurs points de ces organes. La maladie s'étend à la peau voisine de la face et du col. Quelques excoriations existent. Un liquide verdâtre, très-fétide, s'écoule des deux conduits auditifs et imprègne les cheveux. Ses parents se plaignent beaucoup de cette mauvaise odeur. Prescription. Traitement général approprié. Lotions et injections deux fois par jour avec l'émulsion étendue au quinzième. La mauvaise odeur disparut au premier pansement. L'enfant, qui pleurait chaque fois qu'il fallait toucher aux parties malades, ne parut pas souffrir plus qu'avec les eaux adoucissantes employées auparavant par sa mère. Quarante-huit heures après l'application de l'émulsion, l'état de ces parties n'était plus reconnaissable, tant l'amélioration était grande. Plus d'odeur, gonflement diminué; croûtes détachées, sécrétion presque tarie. Dix jours après la première application, guérison complète.

L'état des yeux s'est aussi amélioré. Il est vrai qu'on employait en même temps que l'émulsion un collyre au sulfate de cuivre et un traitement antiscrofuleux.

Résumé :

1° Désinfection immédiate ;
2° Point de douleur appréciable ;

3° Diminution très-prompte de la sécrétion et chute des croûtes;

4° Guérison en dix jours.

Obs. 37. — *PLAIE de la jambe; suite d'un coup de feu datant de vingt-quatre ans, ayant résisté à divers traitements. Guérison rapide par l'émulsion au quinzième.* — Docteur Dutournier, à Bayonne.

Doyen (Guillaume), âgé de 62 ans, né à Nantes, armurier à Saint-Esprit (Bayonne), reçut il y a vingt-quatre ans, à la jambe gauche, la décharge d'un fusil chargé de plomb à bécasse, à moins d'un demi-mètre de distance. La blessure fut très-grave. Il fut obligé de garder le lit pendant deux ans et reçut les soins de plusieurs médecins. Sa plaie ne fut jamais complétement cicatrisée, et le malade dut reprendre son travail, qui le force à rester debout presque toute la journée.

La jambe demeure gonflée, rouge, œdématiée, et présentant au-dessus de la malléole interne trois ulcérations grisâtres, creuses, profondes, à bords taillés à pic, et siégeant sur des tissus rouges et gonflés.

Depuis longtemps déjà ce malade avait renoncé à tous les soins chirurgicaux (qui avaient été impuissants), se bornant à des pansements simples et à des lotions de propreté, lorsqu'au mois de février dernier il eut la pensée de s'adresser à M. Le Beuf. Ce pharmacien jugea convenable de lui conseiller son émulsion de Coaltar saponiné. Le malade ne cessa pas un seul jour ses occupations. Il ne garda pas un instant de plus que d'habitude le repos du lit, et, malgré ces conditions si peu favorables à la cicatrisation de plaies aussi anciennes, au bout de sept semaines celle-ci fut complète.

J'ai eu occasion de voir Doyen à cette époque ; il m'a montré la cicatrice de ses trois ulcères et m'a raconté les détails que je viens de relater. Il était encore à ce moment facile de voir au-dessus de la malléole interne gauche, une rougeur diffuse, peu forte, s'étendant au tiers inférieur de la jambe ; au milieu de cette surface plus colorée qu'à l'état normal, trois dépressions peu profondes, recouvertes d'un tissu de cicatrice encore peu épais, mais résistant et nullement éraillé. Ces dépressions, larges chacune à peu près comme une pièce d'un franc, étaient les cicatrices des trois ulcérations qui avaient si longtemps persisté depuis l'accident. J'ai revu Doyen le 15 mai ; sa guérison s'est parfaitement maintenue ; la cicatrice ne s'est pas rompue et sa jambe n'offre aucune trace d'ulcération. Il n'y reste plus qu'un peu de gonflement et de rougeur dans le bas ; et en dehors, à la face précisément opposée à celle qu'occupaient les anciennes plaies, on remarque une surface légèrement eczémateuse. Cet état de la jambe est plus qu'expliqué par la profession qu'exerce cet homme et aussi par l'inflammation chronique qui a si longtemps occupé cette partie.

ÉMULSION AU VINGTIÈME.

ÉMULSION-MÈRE, 1. | EAU PURE, 3.

OBS. 38. — *INTERTRIGO des oreilles. Ulcérations de la peau. Sécrétion purulente abondante. — Docteur* Jules LEMAIRE.

R..., 5 mois, d'une bonne constitution, est depuis quelque temps atteint d'intertrigo des oreilles. Limitée d'abord aux plis des pavillons, l'inflammation s'est étendue jusqu'à la peau du col, où je constatai le 23 mai, de chaque côté, une ulcération de deux centimètres de long, d'un de large et d'un millimètre de profondeur. La suppuration est abondante et offre une odeur assez prononcée. Traitement. Lotions avec l'émulsion au vingtième. Disparition subite de l'odeur. Guérison en dix jours.

OBS. 39.—*PLAIES des jambes.—Ulcères.—Erysipèle gangréneux.—Docteur* P. DARRICAU, *chef du service de chirurgie à l'hôpital civil de Bayonne.*

Je viens vous remercier d'avoir mis à ma disposition votre solution de COALTAR SAPONINÉ. Pendant les mois d'août et de septembre, je m'en suis servi pour le pansement de plusieurs blessés en mêlant trois cuillerées de solution avec un demi-litre d'eau. Ce mélange m'a donné d'excellents et prompts résultats.

Constamment le lavage des plaies a enlevé instantanément l'odeur infecte qu'elles exhalaient, et leur a substitué une odeur agréable, légèrement goudronnée. Après le lavage, le pansement a été fait avec de la charpie mouillée avec la solution, soit que la charpie ait été appliquée directement sur la plaie, soit qu'elle en fût séparée par du linge cératé.

Lorsque la suppuration était très-abondante, l'odeur du pus se faisait jour après un certain nombre d'heures écoulées depuis le pansement. Dans ce cas, les blessés étaient pansés matin et soir, de telle sorte que la mauvaise odeur était constamment neutralisée.

Les blessures pour lesquelles la solution a été employée étaient nombreuses. Je mentionnerai seulement les cas suivants :

1° *Deux larges plaies des jambes*, produites par une chute et compliquées de fractures du tibia et du péroné ; dans l'une, les bouts fracturés paraissaient dans la plaie, qui a fini par bourgeonner et se cicatriser après sortie d'esquilles ;

2° *Un ulcère variqueux*, occupant toute la partie antérieure de la jambe ;

3° *Une plaie* par écrasement de la jambe, ayant déchiré le mollet sans fracture ;

4° *Un anthrax* d'une grande étendue, sur l'épaule ;

5° *Une nécrose* de la troisième phalange de l'index, produite par un panaris et ayant occasionné sur le dos de la main et à la racine du doigt des abcès avec abondante suppuration ;

6° Mais le cas le plus remarquable est celui d'un *érysipèle gangréneux* à la jambe : une plaque noire occupait le dos du pied depuis les orteils et remontant au-dessus du cou-de-pied jusqu'au niveau des malléoles. L'émulsion de Coaltar Saponiné était appliquée directement sur la plaie et son action était par conséquent directe. Eh bien, indépendamment de la désinfection qui était complète, je suis convaincu que l'escarre est tombée plus vite, que les bourgeons charnus ont poussé plus vigoureux, que la cicatrice a été obtenue plus tôt à cause de ce mode de pansement.

Vous pouvez donc conclure, monsieur :

1° Que l'émulsion de Coaltar Saponiné désinfecte instantanément les plaies ;

2° Qu'elle favorise la chute des escarres et le développement des bourgeons charnus dans les plaies atoniques.

Ces résultats favorables, joints à la facilité d'emploi de cette émulsion, me font désirer que son usage se généralise.

ÉMULSION AU VINGT-CINQUIÈME.

ÉMULSION-MÈRE, 1. | EAU PURE, 4.

OBS. 40. — *ABCÈS*. — *Erysipèles*. — *Ulcère calleux*. — *Transpiration fétide*, *etc*. — Docteur Auguste PETIT, chirurgien adjoint à l'hôpital civil de Bayonne.

L'Emulsion de COALTAR SAPONINÉ a été employée dans les salles de chirurgie de l'hôpital Saint-Léon de Bayonne. Cette préparation, qui a été imaginée dans le but de faciliter les pansements et de rendre le lavage des plaies moins pénible pour le chirurgien et le malade, a donné, sous le rapport de la désinfection, des résultats constamment avantageux.

Voici dans quels cas :

OBS. 1. Au n° 8 de la salle Saint-Vincent est couché le nommé Foucho Y. B., vitrier, âgé de dix-neuf ans ; ce jeune homme présentait dans la région fessière gauche une fluctuation profonde, qui avait succédé à une douleur sourde, ressentie depuis longtemps, laquelle gênait notablement les mouvements de locomotion : un trocart plongé dans *ce vaste abcès*, circonscrivant alors l'articulation coxofémorale, remplissant en outre la cavité de l'hypocondre du même côté, donne issue à une abondante évacuation de pus ; des ponctions successives furent pratiquées et suivies d'injections iodées. Le 2 octobre, la quantité du liquide purulent pouvait être évaluée à deux litres environ. Dans ce pus crémeux, d'un blanc mat, exhalant une odeur fade, nauséeuse, alliacée, furent versées deux cuillerées d'émulsion de Coaltar ; l'odeur, qui incommodait le malade aussi bien que les témoins de l'expérience, disparut aussitôt et complétement.

Obs. 2. Le nommé Bonnet, Jean, laboureur, entré à l'hôpital Saint-Léon pour *un abcès froid du genou*, a été pris, il y a un mois et demi, *d'un érysipèle* qui, rapidement, s'est étendu à la moitié du corps et s'est terminé par deux escarres, l'une laissant à nu le muscle pédieux, l'autre ayant occasionné une perte de substance de huit centimètres de diamètre, au niveau de la malléole tibiale gauche.

Ces *deux plaies gangréneuses*, ainsi que l'abcès primitif, profondément décollé et agrandi par le travail inflammatoire, ont été lavées avec de l'eau mêlée à l'émulsion de Coaltar (deux cuillerées pour un litre) ; sous l'influence de ce mode de pansement, les émanations putrides se sont dissipées, cédant la place, comme toujours, à l'odeur spéciale et point désagréable de l'émulsion : les deux ulcères et la plaie présentent actuellement un très-bel aspect ; le bourgeonnement et le travail de cicatrisation ont marché rapidement, la guérison est prochaine.

Obs. 3. Noguez, Jean, salle Saint-Joseph, ancien ouvrier de la marine, âgé de 63 ans, porte depuis vingt ans *un ulcère calleux,* occupant presque toute la face antérieure de la jambe gauche ; la matière ichoreuse qui s'en écoule, répandant une odeur fade et repoussante, comparable à la fétidité du poisson pourri, a été maîtrisée instantanément par l'émulsion de Coaltar saponiné. Le pus fourni par cet ulcère, la charpie qu'il imprègne de son méphitisme, arrosés avec cette émulsion, n'impressionnent point désagréablement l'odorat ; la réparation de ces tissus morbides s'accomplit rapidement dans d'excellentes conditions.

Obs. 4. Le nommé Nicolas Pascal, manœuvre, est entré à l'hôpital, salle Saint-Vincent, n° 5, pour une fracture double de la jambe droite, produite par une chute du haut d'une échelle : *le tibia et le péroné* ont été fracturés au tiers inférieur de la jambe ; ce premier os a perforé les téguments, laissant une plaie communiquant largement avec l'intérieur. Cette plaie verse au dehors une abondante suppuration ; d'autres plaies consécutives à *un phlegmon érysipélateux* qui est venu compliquer ce fâcheux accident, y ajoutant leurs produits ; de ces sources multiples s'écoule un pus épais, vert, bien lié, exhalant l'odeur caractéristique de l'écoulement phlegmoneux.

Le lavage au moyen de l'émulsion additionnée d'eau dissipe journ llement ces mauvaises émanations sans contrarier l'action réparatrice qui s'accomplit dans les tissus d'une manière très-satisfaisante.

Des résultats analogues ont été obtenus :

1° Même salle, n° 7, dans le pansement d'une vaste plaie par arrachement du mollet ;

2° Chez un malade couché au n° 11, *fracture du péroné*, blessé au niveau de l'articulation tibio-tarsienne, par un appareil trop serré qu'il portait depuis vingt-cinq jours, sans éprouver la moindre souffrance et dont le produit purulent, souillant les bandes d'une matière liquide, exhalait l'odeur infecte de la vidange ; dans ces deux cas également, et dans d'autres que nous pourrions citer, l'émulsion en lavage a fait instantanément justice du méphitisme.

Nota. — Nous avons remarqué, avec la plupart des employés de l'hôpital, depuis l'usage du nouveau mode de pansement, la disparition dans l'atmosphère de nos salles de chirurgie des miasmes qui l'empoisonnaient précédemment.

Nous terminerons cette note par une citation empruntée à la clientèle de la ville :

Obs. 5. M. D..., teinturier, âgé de 20 ans, nous a consulté pour une infirmité congéniale des plus fâcheuses, le désespoir des médecins, nous voulons parler de la *transpiration fétide des pieds*. Chez ce jeune homme, les sueurs morbides sont localisées dans les entre-doigts et la partie correspondante de la face plantaire, dans une étendue de sept centimètres en largeur. Sur ces points, l'épiderme est réduit à une couche extrêmement ténue et transparente ; le derme est comme à nu ; les gouttelettes de sueur ruissellent constamment sur cette surface rose et avivée, contrastant d'une façon marquée avec le reste du pied qui est normalement configuré. La sécrétion sudorale mouille abondamment les bas et les abreuve; elle dégage l'odeur âcre, vive et pénétrante de la transpiration exagérée de la région.

Dans l'espoir de remédier aux déplorables inconvénients de cette infirmité, nous avons conseillé à M. D... d'humecter journellement la pointe de ses bas dans un bain d'émulsion de Coaltar pur, et de laver préalablement avec le même liquide les parties malades. L'essai qui date de plusieurs jours a parfaitement réussi; c'est à peine si le sujet de cette observation s'aperçoit d'une légère substitution odorante.

Ces faits nous permettent de conclure :

1° Que l'émulsion de Coaltar Saponiné masque parfaitement, si elle ne la détruit, l'infection produite par les substances pathologiques ;

2° Qu'elle offre l'avantage d'une préparation liquide, susceptible d'être employée sous des formes variées, applicable particulièrement au lavage, arrosage et pansement des surfaces dénudées ;

3° Que loin de contrarier le travail de réparation et de cicatrisation des tissus, elle paraît y aider au contraire dans une mesure que l'on ne peut encore préciser ;

4° Que manifestement, cette préparation, en offensant beaucoup moins l'odorat, est supérieure à tous les liquides désinfectants employés dans les hôpitaux ;

5° Qu'à titre tout au moins de palliatif, elle est appelée à rendre de grands services dans les exhalaisons opiniâtres produites par les sueurs morbides, l'ozène, etc.

Obs. 41. — *ERYSIPÈLE gangréneux.*

Gangrène de la plus grande partie de la peau des bourses et d'une portion du fourreau de la verge ; vaste phlegmon gangréneux de toute la face externe de la cuisse.

Observations communiquées par M. Adolphe Richard, professeur agrégé à la Faculté de médecine de Paris. — Emulsion de Coaltar Saponiné au vingt-cinquième.

M. H. L ...., âgé de trente-six ans, était souffrant depuis plus d'un an. Il était surtout tourmenté par quelques poussées dartreuses, et, en particulier, par un eczéma de la marge de l'anus. A la fin d'avril 1861, et dans les premiers jours de mai, la douleur de l'anus changea de caractère. Il se développa un abcès de petit volume sur le côté droit de la marge anale. Le 5 mai, M. le docteur Verjus, médecin habituel du malade, en pratiqua l'ouverture. Ce jour-là, le malade garda le lit; mais le lendemain il sortit et se rendit à la fête d'Auteuil. Dans la nuit, il fut pris d'une violente douleur dans tout le membre abdominal droit, suivie d'un frisson intense et d'une grande fièvre. M. Verjus constata une adénite dans l'aîne droite. Des sangsues, appliquées sur cette région, amenèrent un grand soulagement.

Mais l'érysipèle ne tarda pas à devenir évident ; il envahit la fesse droite, et, de là, passa rapidement aux bourses. M. Verjus constata de plus une petite plaque noirâtre, nettement dessinée, au milieu du scrotum.

Le 9 mai, il s'adjoignit M. Adolphe Richard. Les accidents devenaient tout à fait menaçants. En quelques jours, pendant que l'érysipèle s'étendait à la plus grande partie du tronc et à la racine des deux membres inférieurs, la gangrène gagnait presque toute la peau des bourses et une portion du fourreau de la verge. Les symptômes généraux étaient en même temps formidables, et, pendant plusieurs jours, on put croire la mort imminente.

Le dixième jour, après l'invasion de l'érysipèle, presque toute la peau des bourses gangrénées commençait à s'ébranler, l'odeur était infecte, la suppuration abondante. M. Bazin, de l'hôpital Saint-Louis, fut adjoint à MM. Richard et Verjus. L'emploi du COALTAR SAPONINÉ fut conseillé par les consultants.

Le pansement du prépuce et du scrotum fut pratiqué à l'aide de compresses trempées dans l'émulsion de COALTAR SAPONINÉ, étendue de quatre parties d'eau. Tous les lavages, toutes les injections, furent pratiqués avec ce même liquide. Enfin, quand tout alla mieux, le pansement fut fait avec du linge troué, enduit de cérat au COALTAR.

Les effets de cet excellent topique furent des plus sensibles. L'odeur infecte disparut entièrement; la suppuration devint presque nulle, comme aqueuse. Les plaies, succédant à la chute des escarres, se couvrirent de granulations et marchèrent promptement vers la cicatrisation.

MM. Bazin, Ad. Richard et Verjus, qui suivirent cet intéressant malade, attribuèrent le succès inespéré qui fut obtenu à l'emploi de l'EMULSION AU COALTAR SAPONINÉ au vingt-cinquième, et au régime tonique et fortifiant (vin, quinquina, alimentation substantielle), par lesquels le malade fut constamment soutenu.

Réflexions. — Cette observation n'a pas besoin de commentaire. La gravité des lésions et des symptômes, au moment de l'emploi du COALTAR, était telle, que les trois médecins distingués qui donnaient des soins au malade croyaient sa mort imminente. Le COALTAR est employé, tout s'améliore et le malade guérit! — Docteur LEMAIRE.

OBS. 42. — *GERÇURES du sein chez les nourrices.*

Observation communiquée par M. le docteur DUPLAA, médecin de la Faculté de Paris, emploi de l'EMULSION AU COALTAR SAPONINÉ au vingt-cinquième, *soit une partie d'émulsion au cinquième additionnée de quatre parties d'eau.*

« Dans les cas de gerçures du sein chez les nourrices, l'EMULSION DE COALTAR SAPONINÉ est devenue pour moi mon unique remède; je n'en emploie pas d'autres.

« Avant de connaître ce précieux agent, je dois avouer que je me trouvais désarmé, et très-souvent embarrassé, chaque fois que j'étais consulté par une nourrice affectée de gerçures au bout du sein : j'avais beau employer les divers moyens connus, le cérat, les onguents siccatifs, la pommade au calomel, la poudre de gomme arabique, la cautérisation au nitrate d'argent, rien n'y faisait ; l'enfant, en opérant la succion, rouvrait la gerçure et renouvelait les douleurs, qui finissaient par devenir insupportables dans le plus grand nombre des cas, et de toute nécessité alors, je déclarais à la patiente que, si elle voulait guérir, elle devait cesser l'allaitement.

« Depuis que vous avez mis entre mes mains l'EMULSION DE COALTAR SAPONINÉ, je me suis empressé de l'essayer dans cette affection, qui, sans offrir de gravité relativement à la vie, ne laisse pas que de tourmenter les pauvres femmes qui veulent nourrir leurs enfants, soit en leur entretenant des douleurs continuelles, souvent cause d'abcès du sein, soit en les mettant dans la pénible nécessité de se séparer de leur nourrisson.

« Dès le premier essai, le résultat a dépassé mes espérances ; l'application de l'EMULSION a enlevé subitement la douleur. Il est vrai d'ajouter que les gerçures ne se cicatrisent pas immédiatement, si l'on continue l'allaitement, mais on fait disparaître à coup sûr la douleur, et on peut sans inconvénient continuer à nourrir. La cicatrisation alors s'obtient à la longue; elle peut se faire attendre jusqu'à un mois, et même un mois et demi.

« Le grand avantage du traitement par le COALTAR SAPONINÉ dans les gerçures du sein, c'est de permettre à une nourrice de continuer l'allaitement jusqu'à son terme et de la mettre à l'abri de ces abcès du sein, si douloureux, tout en amenant la guérison radicale.

« Voici comment j'emploie l'EMULSION dans ces cas : — Je fais un gâteau de charpie de la grosseur d'une pièce de cinq francs, je l'imbibe d'une solution composée de quatre parties d'eau pour une partie d'EMULSION-MÈRE de COALTAR SAPONINÉ, je l'applique sur le bout du sein affecté de gerçures et je recouvre le tout d'une compresse et d'un bandage contentif.

« Quand l'enfant veut têter, on enlève l'appareil, et on lave avec de l'eau légèrement tiède le bout du sein pour enlever toute trace de la solution; puis, lorsque l'enfant est satisfait, on remet l'appareil, en renouvelant le gâteau de charpie que l'on imbibe de nouveau.

« Il est bon de noter que, lorsqu'une nourrice ne porte de gerçures qu'à un sein, il faudra qu'elle fasse têter le plus souvent possible l'enfant au sein qui n'est pas affecté, et qu'au contraire, elle ne donne que rarement le sein malade; c'est le moyen d'obtenir une prompte cicatrisation.

« Mes expériences sur les gerçures ont roulé sur une douzaine de cas, et toujours avec le même succès. »

Obs. 43. — *PITYRIASIS des lèvres.*

Insuccès d'un grand nombre de moyens; disparition rapide : docteur Verjus. — Émulsion de Coaltar au vingt-cinquième.

M. Chardon, 23 ans, constitution lymphatique, est atteint depuis cinq ans d'un pityriasis des lèvres; cette affection a été traitée par les préparations arsenicales à l'intérieur, les dépuratifs de toutes sortes, et l'iodure de potassium.

Des lotions avec la solution de borate de soude, des bains de Barèges et des lotions avec l'eau du bain, de vigoureuses cautérisations avec le nitrate d'argent, ont été successivement employés sans succès : cette affection a été guérie en six semaines, avec des lotions de Coaltar Saponiné, pratiquées matin et soir : l'Émulsion a été étendue de quatre parties d'eau : depuis six mois, lorsque la maladie tend à se reproduire, de simples lotions pratiquées avec cette émulsion, suffisent pour l'enrayer en 24 ou 48 heures.

ÉMULSION AU CINQUANTIÈME.

EMULSION-MÈRE, 1. | EAU PURE, 9.

Les EMULSIONS au cinquantième ont été employées en gargarismes, en lotions, en injections, en irrigations, en lavages, non-seulement dans des cas de plaies et de maladies de la peau, mais encore dans toutes les occasions où la propreté et l'hygiène peuvent réclamer un agent propre à faire disparaître les miasmes et les exhalaisons dangereux pour la santé, ou seulement pénibles pour l'odorat.

OBS. 44. — *GINGIVITE chronique.*

Champignons dans le tartre des dents; guérison rapide: EMULSION au cinquantième. — Docteur LEMAIRE.

Madame P. Z..., âgée de 35 ans, marchande de vins, d'une constitution scrofuleuse, est depuis très-longtemps atteinte d'une inflammation des gencives : presque toutes les dents sont cariées et recouvertes d'un tartre jaunâtre épais; les gencives sont d'un rouge violacé; la moindre pression exercée sur elles est douloureuse, et les fait saigner, les dents sont déchaussées, et l'haleine est presque toujours fétide, malgré le soin que la malade prend de sa bouche. J'examinai le tartre au microscope, et j'y constatai des cellules filamenteuses articulées assez nombreuses.

Plusieurs moyens avaient été employés depuis longtemps sans succès (poudre de charbon et de quinquina, alcool de cochléaria, eau de Botot et des émollients).

L'EMULSION DE COALTAR fut employée à la dose d'une cuillerée à café dans un quart de verre d'eau, à l'aide d'une brosse; l'amélioration fut instantanée : la mauvaise odeur de la bouche disparut sur-le-champ, et un bien-être inaccoutumé dans l'état des gencives en fut la conséquence : en quelques jours, cette affection avait disparu : de temps en temps la malade fait usage du même moyen comme prophylactique.

Un des effets de ce médicament, que je signalerai, c'est la facilité avec laquelle il débarrasse les dents de leur tartre, et l'éclat qu'il leur donne : si ce médicament n'avait pas une saveur désagréable, je le conseillerais comme dentifrice, parce que je n'en connais aucun qui possède ces propriétés, qu'il doit principalement à la SAPONINE.

Nous ajouterons à cette observation du docteur Lemaire, que la saveur du COALTAR s'évanouit promptement, et pour la faire disparaître plus vite, il suffira de laver la bouche avec un quart de verre d'eau tiède additionnée de quelques gouttes d'ELIXIR-LE BEUF, dentifrice à la SAPONINE, qui laisse après lui une impression de fraîcheur très-agréable.

Obs. 45. — *GENGITIVE chronique.*

Petites hémorrhagies fréquentes; mucédinées entretenant cette inflammation. — Docteur Lemaire.

M. P..., s'occupant presque constamment de recherches anatomiques, était depuis longtemps atteint d'une inflammation des gencives avec gonflement de ces organes. La moindre pression exercée par des aliments solides était douloureuse et provoquait fréquemment un petit écoulement de sang. Les dents étaient recouvertes de tartre épais qui fut examiné au microscope. On découvrit dans cette matière, des moisissures (mucédinées). L'action toxique que le Coaltar exerce sur ces infusoires, lui donna l'idée de l'employer pour combattre cette affection.

L'émulsion au 5me, fut employée à la dose d'une cuillerée à café, mêlée à quatre cuillerées ordinaires d'eau tiède. Il s'en servit à l'aide d'une brosse à dents, comme pour les dentifrices ordinaires. Le tartre se détacha en grande partie en quelques jours, et les dents acquirent une blancheur inaccoutumée. Les gencives se raffermirent rapidement et ne saignèrent plus.

Aujourd'hui le malade, qui est un de nos savants distingués, est guéri et se sert de temps en temps de ce moyen comme prophylactique.

Obs. 46. — *SALIVATION mercurielle.*

Bons effets du Coaltar Saponiné. — Recueillie par le docteur Lemaire.

. . . .

Un traitement mercuriel fut prescrit.

Proto-iodure de mercure, cinq centigrammes matin et soir, associé à l'extrait d'opium; tisane de salsepareille.

Après quinze jours de ce traitement, la salivation mercurielle apparut. La malade, croyant que c'était son inflammation des gencives qui revenait, ne me prévint pas et se servit du Coaltar Saponiné, comme pour sa gingivite. Cependant elle avait reconnu que les symptômes n'étaient pas les mêmes, qu'une salivation abondante, fétide, en était la conséquence. Comme je devais la visiter huit jours après le début de la salivation, elle crut devoir m'attendre; en sorte que cette malade, sans le savoir, fit une expérience qui dura huit jours et qui me permit de constater les résultats suivants :

1° Le proto-iodure a été continué pendant huit jours à la dose de cinq centigrammes, matin et soir, malgré la salivation mercurielle ;

2° L'Emulsion du Coaltar Saponiné a été employée, soir et matin, à la dose d'une cuillerée à café dans un quart de verre d'eau, à l'aide d'une brosse à dents. Le résultat immédiat de son emploi fut la désinfection instantanée de la cavité buccale. Le gonflement de la membrane muqueuse était très-peu sensible et ne présentait pas d'ulcération. L'aspect de cette membrane était rosé.

Je fis suspendre l'emploi du mercure et continuer l'émulsion du Coaltar. L'état de la bouche guérit rapidement.

Cette observation me paraît intéressante, en ce qu'elle indique un nouvel emploi utile du COALTAR SAPONINÉ. Il n'y a pas eu seulement désinfection dans l'action de ce médicament, mais il est certain qu'un traitement mercuriel, comme celui que suivait la malade, aurait amené une aggravation dans les lésions de la bouche. Avec le Coaltar, aucun symptôme fâcheux ne s'est manifesté. D'autres faits, malgré ce résultat, me paraissent indispensables pour fixer les praticiens sur ce point.

ÉMULSION AU CENTIÈME.

EMULSION-MÈRE, 1. | EAU PURE, 19.

OBS. 47. — *Ostéite scrofuleuse suppurée.*

Insuccès de plusieurs moyens; guérison rapide par des bains d'eau additionnée de COALTAR SAPONINÉ. — Docteur J. LEMAIRÉ. Emulsion au centième en bains.

H..., 18 ans, constitution scrofuleuse, commis bonnetier, fut atteint au mois de mars 1859, sans cause connue, d'une inflammation de la deuxième phalange du medius de la main gauche. Le gonflement de l'os et des parties molles devint assez considérable (plus du double de leur volume normal). Le gonflement s'étendit à tout le doigt et à une partie de la main. La flexion de ce doigt était presque impossible.

Un traitement général et local fut mis en usage.

A l'intérieur, amers, iodure de potassium, iodure de fer, huile de foie de morue, alimentation substantielle.

A l'extérieur, compression au début avec du sparadrap de Vigo, puis bains avec la décoction de fucus vesiculosus additionnés d'iodure de potassium, émollients. Aucun de ces moyens n'empêcha l'inflammation de se terminer par suppuration six mois après le début de l'affection. Les émollients furent continués pendant quelques jours seulement. Deux trajets fistuleux, l'un à la face palmaire, l'autre à la face externe, s'établirent. La suppuration, avec perte de substance de l'os, persista pendant huit mois, malgré l'emploi de bains iodurés additionnés d'iode, et de presque tous les moyens que j'ai indiqués plus haut. Les tissus des trajets fistuleux saignaient au moindre contact, et le gonflement, quoique diminué, persistait. L'os était dénudé. C'est dans cet état qu'était le doigt lorsque le COALTAR fut employé.

Je fis baigner la main deux fois par jour dans de l'eau tiède additionnée par litre de deux cuillerées à soupe d'EMULSION au cinquième. La durée de chaque bain était d'une demi-heure. A la sortie du bain, le doigt était enveloppé de charpie imbibée d'EMULSION au cinquième.

Immédiatement après l'emploi de ce traitement, la suppuration diminua d'une manière sensible, et après cinq semaines de son application, le malade vint me faire constater sa guérison.

OBS. 48. — *Lettre de M. le docteur* Juan DRUMEN, *professeur à la Faculté de Médecine de Madrid.*

« Mon estimable Monsieur Lemaire,

« Jai reçu votre lettre du 9 courant qui m'apprend avec plaisir la réussite du COALTAR SAPONINÉ dans les divers essais que vous et nos confrères avez faits sur plusieurs affections de nature rebelle aux moyens ordinaires. Pour ma part, il m'a produit d'excellents résultats dans un ulcère fongueux résultant d'un panaris qui donnait beaucoup de suppuration fétide sur un fond très-sordide. Nous l'avons aussi essayé comme désinfectant dans un ulcère cancéreux de la matrice et dans un autre du sein, dont les malades ne pouvaient pas supporter la mauvaise odeur, et avec succès. Mais je l'ai envoyé aux hôpitaux d'Andalousie, où il y a beaucoup de nos blessés d'Afrique, et quoi que je n'aie pas reçu de détails, on m'annonce avoir obtenu des avantages surprenants. »

PLAIES DE DIVERSES NATURES.

J'ai employé l'Eau Phéniquée au millième pour le pansement de blessures traumatiques, de chancres et d'ulcères scrofuleux. Dans ces conditions, l'Acide Phénique m'a paru bien inférieur au Coaltar Saponiné. Cela tient sans doute à sa faible dose et aussi, comme je l'ai dit, à la promptitude avec laquelle la chaleur du corps le volatilise. D'un autre côté, en augmentant la dose, la douleur qu'il détermine fait qu'un grand nombre de malades s'en plaignent vivement.

M. Adolphe Richard, professeur agrégé à la Faculté de Paris, a bien voulu essayer dans son service l'Eau Phéniquée, au millième et au centième : comme moi, il leur préfère le Coaltar. L'opinion de ce savant chirurgien est d'autant plus importante que, depuis deux ans, toutes les plaies de son service sont pansées avec le Coaltar Saponiné. Plusieurs fois il m'en a fait les plus grands éloges, et m'a remercié de lui avoir fait connaître ce médicament précieux qui lui rend tous les jours de grands services.

De l'*Acide Phénique*, par le docteur Jules Lemaire, pages 383 et 384, 1 vol. in-12. — Paris, Germer-Baillière, 1863.

OBSERVATIONS de M. Bouley, *professeur à l'Ecole Impériale vétérinaire d'Alfort, membre de l'Académie Impériale de médecine.*

Ce savant professeur a employé l'Emulsion de Coaltar au cinquième, sur des chevaux, dans les cas suivants :

1° Mal de garrot ; — 2° mal de nuque ; — 3° abcès salivaires ; — 4° plaies profondes de la région inguinale, à la suite d'extirpations de tumeurs ; — 5° vastes décollements sous-cutanés ; — 6° plaies de veines à la suite de la saignée ; — 7° tumeurs sanguines ouvertes dans lesquelles le sang avait subi une décomposition putride ; — 8° plaies gangréneuses en général.

M. Bouley, qui m'a donné par écrit ce résumé des affections qu'il a traitées, n'a pas eu le temps de rédiger ses observations. Il m'a dit que toutes ces suppurations étaient infectes ; il a ajouté : « Je vous autorise à dire « que pour la désinfection, la détersion et l'action favo- « rable à la cicatrisation, j'ai constaté ce que vous annon- « cez dans votre note. Le Coaltar Saponiné est un ex- « cellent topique, qui, grâce à la formule que vous « m'avez donnée, fait aujourd'hui partie des médica- « ments les plus usités de la pharmacie de notre école. »

Ces résultats sont conformes à tous ceux que j'ai rapportés ; seulement, je ferai remarquer que la suppuration chez les chevaux est très-abondante, et que les foyers qui les entretiennent sont bien plus étendus que chez l'homme. Si on mesure la difficulté de la guérison à l'étendue de la lésion, il est bien certain que les résultats obtenus par M. Bouley sont plus remarquables que ceux obtenus sur l'homme.

(Extrait de l'ouvrage du docteur LEMAIRE *sur le* COALTAR SAPONINÉ.)

OBSERVATIONS de M. BARRY, *vétérinaire, sur des chevaux qui portaient des sétons.*

Au mois de septembre dernier, ce vétérinaire distingué de Paris a eu l'obligeance d'appliquer l'EMULSION au cinquième sur des chevaux qui portaient des sétons, confiés à ses soins. La suppuration était fétide. Une seule lotion a suffi pour faire disparaître la mauvaise odeur.

Il a constaté aussi l'action détersive puissante de cette préparation. Les plaies qui étaient recouvertes d'enduits pultacés en ont été sur-le-champ débarrassées et ont immédiatement pris un aspect rosé. —Docteur LEMAIRE.

CAMPHRE SAPONINÉ SOLUBLE

OU

Teinture de Saponine Camphrée.

Le Camphre Saponiné est une préparation qui remplace avantageusement les alcools et les eaux-de-vie camphrés ; on sait que le camphre est insoluble dans l'eau et que, lorsqu'on verse dans celle-ci de l'alcool camphré, l'eau s'empare de l'alcool, le camphre rendu à sa forme concrète monte à la surface du liquide, et l'eau reprend sa transparence ordinaire, en ne conservant qu'une légère odeur camphrée : tandis que le Camphre Saponiné, versé dans l'eau pure, s'émulsionne complétement, et forme un lait d'une blancheur éclatante, dans lequel il se trouve réduit en molécules impalpables ; une semblable division équivaut à une dissolution véritable, et rend cette préparation très-utile, soit pour les besoins de la toilette, soit pour les usages de la médecine. Une seule cuillerée de Camphre Saponiné, divisée dans l'eau d'un bain, lui communique des vertus toniques et fortifiantes ; quelques gouttes dans les eaux qui servent aux ablutions quotidiennes, donnent de la fraîcheur et du ton à la peau ; un seul flacon correspond à la quantité de camphre contenue dans deux litres d'eau-de-vie camphrée ; elle sert en lotions, en frictions, en compresses, dans les rhumatismes, les douleurs vagues, la lassitude et la faiblesse des membres, les luxations, les contusions, et dans ces divers cas d'application à l'usage externe, on se sert du CAMPHRE SAPONINÉ, soit pur, soit mélangé, depuis une jusqu'à dix parties d'eau pure, suivant la prescription du Médecin appelé à formuler les doses et à diriger son emploi thérapeutique.

Le CAMPHRE SAPONINÉ sert également dans les usages domestiques, où le CAMPHRE est depuis longtemps connu pour la destruction des insectes et la conservation des lainages.

FIN.

OUVRAGES

A

CONSULTER ET PIÈCES JUSTIFICATIVES.

1845 *Comptes-rendus des séances de l'Académie des Sciences*, tome XX, pages 102 et 250. — Sur le Canchalagua.

1846 *Dictionnaire universel de matière médicale*, par Merat et de Lens, supplément, tome VII, page 171. — Chironia.

1848 *Union Médicale*, feuilleton du 27 janvier. — Plantes médicinales nouvelles de l'Amérique, Canchalagua, Matico, etc.

1850 *Comptes-rendus des séances de l'Académie des Sciences*, tome XXXI, page 652. — Recherches sur la Saponine, mémoire lu dans la séance du 4 novembre. — In-4°, Paris, Bachelier, 1850.

1851 *Union Médicale* du 4 juin. — De la Saponine.

1851 *Revue Pharmaceutique*, par Dorvault. — Idem.

1852 *Annuaire de Thérapeutique et de matière médicale*, par le Dr Bouchardat, professeur d'hygiène à la Faculté de Médecine de Paris, page 115. — Sur la Saponine.

1853 *Répertoire de Pharmacie*, journal du Dr Bouchardat.

1854 *Annuaire de Thérapeutique*, pages 208, 210 et 212.

1854 *Union Médicale* du 29 avril. — Du Canchalagua.

1855 L'*Officine*, par Dorvault. Edition de 1855, pages 186 et 523. — Edition de 1858, pages 199 et 550. — Edition espagnole de 1859, pages 282 et 759.

1859 *Répertoire de Pharmacie*, novembre, page 162.

1859 *Annuaire de Thérapeutique*, page 137.

Les journaux et les publications scientifiques qui suivent ont traité des propriétés et des applications du Coaltar Saponiné.

1859 *Gazette médicale de Paris*, feuilletons des 10 et 24 décembre, par le Dr Menière.

1859 *Cosmos*, *Revue des Progrès des Sciences*, par l'abbé Moigno, livraison du 30 décembre, page 732.

1860 *Bulletin de la Presse Scientifique*, du 22 janvier.

1860 L'*Union Pharmaceutique*, journal de la Pharmacie centrale de France, rédigé par Dorvault, livraison de février.

1860 L'*Institut*, journal universel des sciences et des Sociétés Scientifiques, du 4 avril.

1860 *Presse Médicale Belge*, des 6 mai et 15 juillet.

1860 La *Patrie*, numéro du 12 juillet.

1860 *Cosmos*, livraisons des 29 juin, 7 septembre, 1er et 29 octobre, 9 novembre.

1860 Le *Courrier de Bayonne*, numéro du 5 octobre.

1860 *Comptes-rendus des séances de l'Académie des Sciences*, par MM. les Secrétaires perpétuels, livraisons de juin et de novembre. — Paris, Bachelier.

1860 La *Science pour tous*, journal hebdomadaire, numéro 32, du 12 juillet.

1860 *Moniteur des sciences médicales et pharmaceutiques*, rédigé par M. H. de Castelnau, numéros des 18, 20, 23 et 25 octobre.

1860 L'*Hydrothérapie*, journal des eaux, numéro du 1er novembre.

1860 *Journal de Médecine et de chirurgie pratiques*, page 509.

1860 La *España Medica*, periodico oficial de Ciencias Medicas, nº 262, 6 diciembre.

1860 *Gazette Hebdomadaire de Médecine et de chirurgie pratique*, nº 50, 14 décembre, pages 802 et 803.

1861 Le *Crédit Minier*, journal des intérêts métallurgiques et manufacturiers, 12 mars, page 152.

1861 *Journal mensuel des travaux de l'Académie Nationale et de la Société Française de statistique universelle*, livraison du mois de mai.

1861 *Moniteur des sciences médicales et pharmaceutiques*, rédigé par M. H. de Castelnau, numéros des 21 mai, 3, 10, 22, 27 août et 8 octobre.

1861 *The Lancet*, à journal of british and foreing medicine, Physiology, Surgery, Chemistry, etc., numéro xxij, vol. II, London, Saturday, november 30, page 555.

1861 *Journal des découvertes et des inventions*, etc.,
1862 publié à Genève (SUISSE). — Décembre 1861 ; Avril 1862.

1863 *Archives générales de Médecine*, numéros de janvier et de février. — Des désinfectants et de leurs applications à la thérapeutique, par O. Réveil, professeur agrégé à la Faculté de Médecine, etc. — Paris, Asselin, libraire, place de l'Ecole de Médecine.

1865 *Formulaire raisonné des médicaments nouveaux*, par le docteur O. Réveil, pharmacien en chef de l'Hôpital des Enfants malades, professeur agrégé à l'Ecole de Pharmacie et à la Faculté de Médecine, page 531, in-12. — Paris, J.-B. Baillière et fils ; Madrid, C. Bailly-Baillière, 1865.

1865 *Agenda-Formulaire des Médecins praticiens*, par le docteur Antonin Bossu. — Paris, 8, rue de Sèvres. — Carnet de poche, *Petit Dictionnaire de matière médicale*, page 28.

1865 *Des Odeurs, des Parfums et des Cosmétiques*, par Piesse et O. Réveil, professeur agrégé à la Faculté de Médecine, 1 vol. in-12, page 333 et 484. — Paris, J.-B. Baillière; Madrid, Bailly-Baillière.

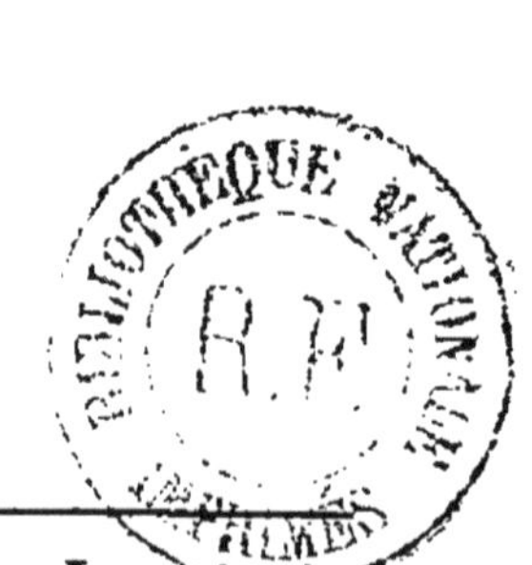

Bayonne, imp. de veuve Lamaignère, rue Chegaray, 39.

www.ingramcontent.com/pod-product-compliance
Ingram Content Group UK Ltd.
Pitfield, Milton Keynes, MK11 3LW, UK
UKHW012243240726
13966UKWH00004B/1267

9 782012 925021